山西医科大学第二医院

病理科 病例精解

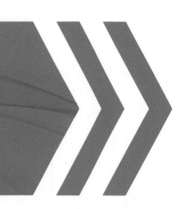

总 主 编　李　保　赵长青

主　　编　王　晨　魏　荣

副 主 编　张晓琴　尚丽芳　鄂　丽　高丽芳　申红红

编　　委　（按姓氏音序排列）

邓恩帅　杜　鹃　韩伟霞　李　昕　马文霞

牛　丹　尚杨卫　申宁宁　武鹏艳

科学技术文献出版社
SCIENTIFIC AND TECHNICAL DOCUMENTATION PRESS
·北京·

图书在版编目（CIP）数据

山西医科大学第二医院病理科病例精解 / 王晨，魏荣主编. —北京：科学技术文献出版社，2020.11

ISBN 978-7-5189-6865-7

Ⅰ.①山… Ⅱ.①王… ②魏… Ⅲ.①病理学—病案—分析 Ⅳ.① R36

中国版本图书馆 CIP 数据核字（2020）第 112431 号

山西医科大学第二医院病理科病例精解

策划编辑：胡 丹　　责任编辑：胡 丹　　责任校对：王瑞瑞　　责任出版：张志平

出 版 者　科学技术文献出版社

地　　址　北京市复兴路15号　　邮编　100038

编 务 部　（010）58882938，58882087（传真）

发 行 部　（010）58882868，58882870（传真）

邮 购 部　（010）58882873

官 方 网 址　www.stdp.com.cn

发 行 者　科学技术文献出版社发行　全国各地新华书店经销

印 刷 者　北京虎彩文化传播有限公司

版　　次　2020 年 11 月第 1 版　2020 年 11 月第 1 次印刷

开　　本　787×1092　1/16

字　　数　70千

印　　张　7

书　　号　ISBN 978-7-5189-6865-7

定　　价　68.00元

序

医疗技术的突飞猛进和交叉融合给健康带来了福音，大数据和人工智能的开发利用把医疗技术推向一个以往难以企及，但如今却可能成为现实的时代。随着这些新理念、新技术的落地，医疗健康日益受到人们的重视。毋庸置疑，所有这些技术都是借助医务人员的智慧与汗水，通过一个个具体的案例完成的。如果能把这些案例加以归类、总结、提炼和升华，那么这些案例将不再仅仅是存在于医院病案室的档案，而是可以借助出版平台进一步传播，让更多的临床医师快速掌握疾病的诊疗思路、提高诊疗水平的阶梯。如此，原本局限于某家医院某个科室的一个案例，完全有可能通过多层次大范围的链接，延伸为可供临床借鉴和参考的范例，最大限度地发挥其示范效应，最终使患者获得最大的受益，即临床治疗的效果。这一实践也正好符合分级诊疗和医疗资源下沉的顶层设计。

随着诊疗技术的发展和对疾病诊疗精准化的要求越来越高，专业的划分也越来越细，因此一本书中难以包罗万象。我们以丛书的形式，将临床多个学科的案例进行分门别类的梳理，以便最大限度地展示相关学科精彩纷呈的工作。阅读这套丛书，读者会从另一个侧面感受到医务人员鲜为人知的故事，如为了开展一项新技术，如何呕心沥血，千里迢迢甚至远涉重洋，学习交流取经；为了治疗一种复杂疾病，如何组织多学科协作公关等。有时风平浪静，有时惊涛骇浪，无论遇到什么情况，作为实施医疗工作的一线人员，总是犹如千里走单骑，又犹如弹奏钢琴曲，可谓剑胆琴心。

　　这套丛书的一个亮点是按照病历摘要、病例分析和专家点评的编排体系，把每个病例按照临床实践中三级医师负责制的实际工作场景真实地予以再现，从中可以看到专业理论、医疗技术、临床思维有机结合的精彩画面。这样编排的好处是有利于临床医师和有一定文化背景的非专业人士，对某一疾病透过现象看本质，从疾病的主诉入手，利用现有的和可以进一步检查得到的资料，由浅入深，由此及彼，最终获得规律性的素材，据此抽丝剥茧，通过逻辑推断，获得正确的认识和结论，即临床诊断；接下来进行相关的个性化治疗，为广大患者造福。可以毫不夸张地讲，疾病诊断和治疗的过程有时候丝毫不亚于福尔摩斯对复杂案例的侦探和破解。

　　值此山西医科大学第二医院百年华诞之际，我们策划出版《山西医科大学第二医院病例精解》系列丛书，通过病例这个媒介，记录下我们医院百年来各科室的优秀学术思想和成果。如果把一个个的案例比作鲜花丛中的一朵朵蓓蕾的话，那么该系列丛书必将喷薄出醉人的芳香，将为实现人人健康、全民健康、全程健康的顶层设计做出贡献。

李保 赵长青

二〇一九年一月十九日

前　言

　　病理学是研究疾病的病因、发病机制、病理改变和转归，从而阐明疾病本质和发生发展规律的科学。临床病理诊断是许多疾病明确病因的主要手段，也是指导临床治疗及预后的重要依据。随着现代病理学技术的发展，提升病理诊断的准确性，不仅需要医师不断学习、反复实践、总结文献、积累经验，还需要医师能结合临床表现、影像、免疫组化及分子生物学结果进行综合判断。对于肿瘤病理诊断如此，非肿瘤疾病病理诊断亦如此，只有"见多"，才能"识广"。

　　本书收集了山西医科大学第二医院病理科近年来的17例疑难病例，包括肿瘤病例11例及非肿瘤病例6例，涵盖骨及软组织肿瘤、淋巴造血系统肿瘤、妇科肿瘤、神经肌肉及肾穿刺活检。力图简明扼要地介绍各个病例，内容包括病史及临床表现、辅助检查结果、肉眼及镜下（包括免疫组化、特殊染色、电镜、分子生物学等）特点、病理诊断、诊断及鉴别诊断要点和小结，辅以必要的病理形态学和特殊检查图片，图文并茂，易于理解。

　　本书所有病例均为临床少见病例，希望对基层病理医师及刚步入临床病理工作的研究生、规培生及低年资病理医师的病理诊断及鉴别诊断思路有实际的指导意义，可以作为临床病理诊断实践的参考工具书。

　　对本书的不足之处，欢迎各位同行批评指正。

2020 年 2 月 14 日

目 录

001
20年后复发性
下肢滑膜肉瘤1例

病历摘要

患者，男，39岁。主诉"发现右小腿近端肿块2年，疼痛憋胀4月余"。

[现病史] 患者2年前发现右小腿近端肿块，质软，初始约"鹌鹑蛋"大小，未予诊治，后逐渐增大。近4个月开始感觉局部疼痛、憋胀，略肿胀，皮温不高，休息后无明显缓解，并进行性加重，无全身发热，为求进一步治疗就诊于我院。患者自入院以来，精神、食欲、睡眠可，大小便正常，体重未见明显减轻。

[既往史] 20余年前行右小腿肿块切除术，现肿块生长部位为该手术部位。否认外伤史。

[入院查体] 右膝部外侧略肿胀，肿块约6 cm×4 cm×

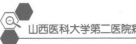

4 cm 大小，皮温不高，质软，无活动度，右小腿近端外侧叩击痛阳性，右下肢肌力及肌张力未见明显异常，右下肢各关节活动未见明显异常，右肢皮肤感觉未见明显异常，右下肢血运可。脊柱呈正常生理弯曲，各棘突无压痛及叩击痛，活动度未见明显异常。

[影像学检查] 右膝关节 MRI 检查示右小腿近端肿块，位于腓骨肌间隙内（图 1-1）。右膝关节 CT 检查示肿块内可见钙化灶（图 1-2）。

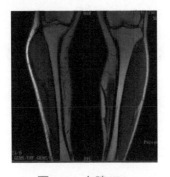
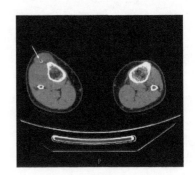

图 1-1 右膝 MRI   图 1-2 右膝 CT，箭头示
肿块内钙化灶

病理资料

（1）肉眼观：右小腿近端穿刺组织，灰白色条索样组织 3 条，长 0.4 ～ 0.9 cm。

（2）镜下：梭形细胞肿瘤片灶状增生浸润，呈束状排列，疏密交替，局灶胞质透亮，核分裂象罕见，伴部分区域纤维化、玻璃样变（图 1-3 ～图 1-7）。

（3）免疫组化：①阳性指标 AE1/AE3、CK7、CK19、CK8/18、EMA、Calponin、S-100 均部分阳性；Vimentin、Bcl-2、CD99 均阳性，Ki-67（热点区 10%+）（图 1-8 ～图 1-12）。

②阴性指标 SMA、Actin、Myogenin、MyoD1、Desmin、SOX-10、
H3 k27、CD34。

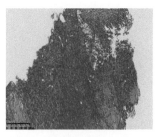

图1-3 肿瘤细胞呈梭形、
部分区域密集（HE，×100）

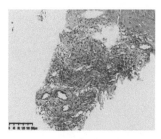

图1-4 部分区域较疏松
（HE，×100）

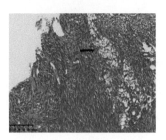

图1-5 局灶胞质透亮
（HE，×200）（箭头示）

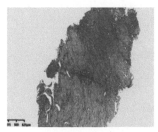

图1-6 部分区域纤维化、
玻璃样变（HE，×40）

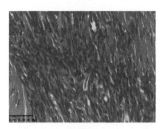

图1-7 核分裂象罕见
（HE，×400）

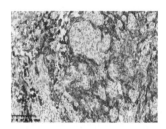

图1-8 AE1/AE3 部分阳性
（IHC，×200）

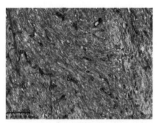

图1-9 Vimentin 阳性
（IHC，×200）

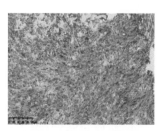

图1-10 Bcl-2 阳性
（IHC，×200）

 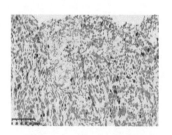

图 1-11　CD99 阳性　　　　图 1-12　Ki-67 增殖指数

（IHC，×200）　　　热点区约 10%（IHC，×200）

（4）特殊染色：网染（细胞间＋）。

（5）*FISH* 基 因 检 测：*SS18*（*SYT*）基因发生断裂，*FISH* 结果为阳性（图 1-13）。

病理诊断：滑膜肉瘤（synovial sarcoma，SS）（梭形细胞型）。

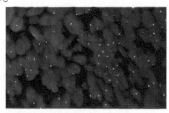

图 1-13　*FISH-SS18（SYT）*基因检测结果阳性

回顾 20 余年前该患者右小腿肿块切除病理标本，肿块约 2 cm×2 cm 大小，HE 切片镜下表现同我院穿刺组织（图 1-14～图 1-17）。无免疫组化及其他辅助检查。病理诊断：SS。

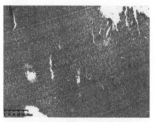 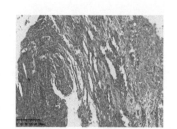

图 1-14　肿瘤细胞呈梭形　　　图 1-15　稀疏区

密集区（HE，×40）　　　　（HE，×100）

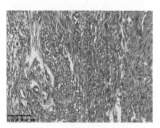 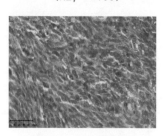

图 1-16　局灶胞质透亮　　　图 1-17　核分裂象罕见

（HE，×200）　　　　　（HE，×400）

病例分析

　　SS是一种恶性程度相对较高的软组织肉瘤，属于一种起源未定的肿瘤，现在认为其可能起源于具有上皮样分化的多能间质细胞，占软组织肉瘤的5.6%～10%，其中约90%发生于四肢。好发于青年人，中位年龄30岁，男性多于女性（男女比例约1.2∶1）。全身各部位、器官均可发生，常见于四肢，特别是关节附近软组织，如膝关节、踝关节、肩部、肘部、腕部等部位。早期通常表现为深部无痛性肿块，边界不清，活动度差，后期肿瘤逐渐增大可出现疼痛，严重时压迫或侵犯周围组织，出现相应症状与体征。影像学特点多表现为邻近关节的不规则、结节状软组织肿块，边界清楚或不清楚，内部密度不均匀，病灶内可有钙化或骨化，关节旁SS通常不累及关节腔，与非关节旁病灶表现无明显差异，其影像学表现有一定特征性，有助于提高诊断准确率。

　　显微镜下SS通常呈现3个组织学亚型，即双相型、单相型（上皮型、梭形细胞型）、低分化型。双相型SS是常见的亚型，特征是肿瘤由上皮样细胞和梭形细胞两种成分组成，其中上皮样细胞呈圆形或卵圆形，界限清楚，胞质丰富、淡染、核大，呈空泡状，排列成腺管样结构或实性条索状、团巢状结构，周围有基底膜包绕；梭形细胞成分由大小一致、核深染的成纤维细胞样细胞组成，形态相对单一，细胞核肥硕，可呈漩涡状、小叶状或束状结构，有时可见玻璃样变、黏液样变、钙化及骨化。单相型SS由2种成分中的一种组成，绝大多数是梭形细胞肉瘤成分，单相型梭形细胞型SS比较常见，

笔记

约占74%。低分化型SS肿瘤细胞更丰富、异型性更明显、核分裂象更活跃；细胞呈卵圆形，体积大小不等，胞质少、不规则及弱嗜酸性，细胞核圆形、染色质深染，核仁显著，预后较差，较早发生淋巴细胞或肺转移。

免疫组织化学染色是诊断SS的重要手段，90%以上的SS可以局灶性表达上皮细胞标志物，如AE1/AE3、EMA，单相型SS中散在上皮样细胞CK7、CK8、CK18、CK19表达阳性，除了上皮细胞标志物，SS还表达其他蛋白分子，如98%表达Bcl-2，90%表达TLE1，其中TLE1是SS相对特异的免疫标记，60%以上SS表达CD99，所有类型SS的梭形细胞或低分化区细胞都表达Calponin。

SS的重要特征是出现染色体t（X；18）（p11.2；q11.2）特异性易位，从而导致18号染色体上的 *SS18* 基因（以前称 *SYT* 基因）与X染色体上的滑膜肉瘤X（*SSX*）基因 *SSX1*、*SSX2* 或 *SSX4* 融合，几乎所有SS均有 *SS18-SSX* 融合基因，这是其分子遗传学特征。

SS属高级浸润性肉瘤，5年和10年的生存率分别约为60%和50%，后期易局部复发和转移。肿瘤大于5 cm，组织学级别高，肿瘤位于躯干、位置深、出现坏死，初诊时已有转移和第1次手术时未能广泛切除，都是预后不良的因素。早期的主要治疗手段是完整广泛地手术切除，对于不能完整切除或转移性的SS，除了切除原发肿瘤外，还要进行辅助化疗或放疗。

该病例为青年男性，右小腿膝关节近端肿块，位于肌间隙内，镜下为梭形细胞，部分区域纤维化、玻璃样变，免疫组化部分区域表达上皮标志物，且Bcl-2、CD99均阳性，检

测到 *FISH-SS18*（*SYT*）基因发生断裂，综合临床、影像、组织形态、免疫组化标记及基因检测结果，支持 SS（梭形细胞型）。回顾 20 余年 HE 切片镜下形态与本穿刺组织相同，且两次肿块均位于同一部位，考虑复发。

鉴别诊断

（1）恶性外周神经鞘膜瘤：为神经起源，梭形细胞呈波浪状，免疫组化 S-100 阳性，上皮标志物阴性。

（2）平滑肌肉瘤：梭形细胞胞质嗜伊红染色较深，免疫组化肌源性标志物 SMA、Actin、Desmin 阳性。

（3）纤维肉瘤：梭形细胞呈束状交织排列，核分裂象多见，上皮标志物阴性。

专家点评

本病例从组织形态、免疫组化及基因检测综合分析，滑膜肉瘤的诊断较明确，与 20 余年前 HE 切片形态一致，且两次均位于同一部位，故考虑为复发性滑膜肉瘤。滑膜肉瘤以手术切除为主，由于肿瘤主要位于关节附近，与主要血管、神经关系密切，难以保证有足够的切缘，局部复发率较高，但 20 余年后再复发的病例比较少见，其中原因还有待于进一步探讨。

参考文献

1. VLENTERIE M, LIEIERE S, R IZZO E, et al. Outcome of chemotherapy in advanced synovial sarcoma patients：Review of 15 clinical trials from the European Organisation

for Research and Treatment of Cancer? Sofe Tissue and Bone Sarcoma Group;setting a new landmark for studies in this entity. Eur J Cancer, 2016, 58：62-72.

2. THWAY K, FISHIER C. Synovial sarcoma：defining features and diagnostic evolution. Ann Diagn Pathol, 2014, 18（6）：288-291.

3. 唐远姣，冷钱英，SUNDAR P S，等. 滑膜肉瘤的二维及彩色多普勒超声特征. 中国医学影像技术，2014，30（2）：265-268.

4. LADANYI M, ANTONESCU C R, LEUNG D H, et al. Impact of SYT-SSX fusion type on the clinical behavior of synovial sarcoma：a multi-institutional retrospective study of 243 patients. Cancer Res, 2002, 62（1）：135-140.

5. YIN L, CHEN M, YE F, et al. A poorly differentiated synovial sarcoma arising from the pulmonary valve. Cardiovasc Pathol, 2013, 22（6）：501-502.

6. FISHER C, MONTGOMERY E, HEALY V. Calponin and hcaldesmon expression in synovial sarcoma;the use of calponin in diagnosis. Histopathology, 2003, 42（6）：588-593.

002
骨旁骨肉瘤累及髓腔 1 例

病历摘要

患者，女，52 岁。主因右大腿间歇性疼痛 20 余年，加重半年，于 2016 年入院。

[入院查体] 右大腿远端后外侧有约 10 cm×7 cm×3 cm 大小肿块，压痛阳性，质地硬，活动度差，局部皮温不高，右膝关节屈曲轻度受限。

[影像学检查] CT（图 2-1）和 X 线（图 2-2）显示右股骨远端溶骨性病变，破坏髓腔，累及周围软组织。

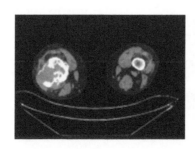

图 2-1 CT

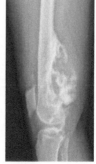

图 2-2 X 线

病理资料

1. 入院完善相关检查后，于全麻下行骨病变穿刺活检术。取灰白穿刺组织 2 条，总长 5.5 cm，直径 0.2 cm。

镜下：梭形细胞肿瘤，细胞异型性明显，可见病理性和分裂象，破坏宿主骨，未见明确肿瘤性成骨（图 2-3）。

病理诊断：考虑纤维肉瘤，建议大体标本进一步确诊。

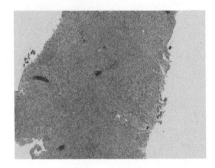

图 2-3 HE，×40

2. 临床新辅助化疗 1 周后，择期行右股骨远端瘤段扩大切除假体重建术，送检股骨远端瘤段切除标本。

（1）肉眼观：标本长 17.2 cm，距断端 4.0 cm，股骨后外侧骨表面可见一灰白灰黄色肿块，9.0 cm×6.5 cm×4.2 cm 大小，表面部分区域较光滑，切面部分组织质硬、部分质软，灶状出血坏死，破坏髓腔，病变距股骨远端关节面最近 1.0 cm（图 2-4）。肿瘤最大面取材。

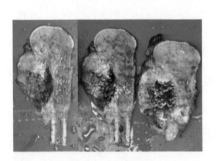

图 2-4 瘤段大体

（2）镜下：梭形细胞肿瘤，部分细胞异型性明显，呈束状排列，灶状出血坏死，可见瘤巨细胞及多核巨细胞，其间可见高分化的肿瘤性成骨及灶状异型增生软骨组织，肿瘤表面瘤骨呈层状平行排列，侵及周围纤维脂肪及横纹肌（图 2-5～图 2-10）。

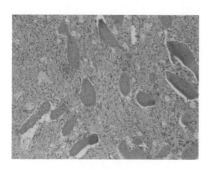

图 2-5 瘤细胞较温和，成骨
（HE，×100）

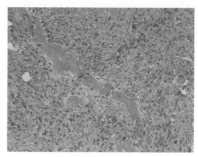

图 2-6 肿瘤性成骨
（HE，×100）

图 2-7 纤维肉瘤区
（HE，×100）

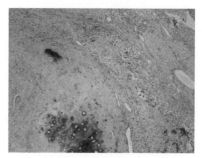

图 2-8 软骨异常增生
（HE，×100）

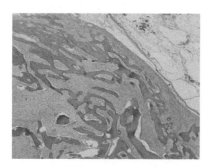

图 2-9 HE 肿瘤表面瘤骨呈层
状平行排列（HE，×20）

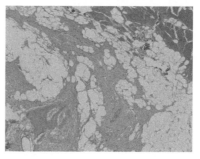

图 2-10 HE 肿瘤侵及周围纤维
脂肪及横纹肌（HE，×100）

病理诊断：结合病史（病程近 20 年）、影像学资料，考虑骨旁骨肉瘤累及髓腔，局部去分化（纤维肉瘤成分）；肿瘤侵及周围软组织及横纹肌组织，新辅助化疗后肿瘤坏死率＜ 50%；股骨断端未见瘤组织。

笔记

病例分析

骨旁骨肉瘤（parosteal osteosarcoma）又称皮质旁骨肉瘤（juxtacortical osteosarcoma），占骨肉瘤的4%，起源自骨膜纤维层或皮质周围的成骨性结缔组织，低度恶性，术前病史1～15年，绝大多数为年轻成人，几乎都发生在长骨，最常见部位是股骨远端后缘骨皮质。影像学表现在肿瘤与骨皮质之间可见一透亮间隙即"线样征"。组织学表现其主要由分化较成熟的骨组织和分布于骨组织间的梭形肿瘤细胞构成。①骨组织主要分布于肿瘤的中心部及基底部，骨小梁形状细长、不规则，呈层状、平行排列，多为不规则的编织骨。②梭形肿瘤细胞似成纤维细胞，大部分异型性不明显，细胞间多伴有明显的胶原化；部分病例瘤细胞较丰富，有轻度异型性，但核分裂象不多见。③部分病例有软骨分化，或高级别梭形细胞肉瘤（去分化）。

本例患者右大腿间歇性疼痛病史长达20余年，曾于1999年、2002年先后行X线检查（图2-11，图2-12），影像学显示右股骨后方骨表面外生成骨性病变，当地医院考虑良性病变，建议随诊。由于当时患者尚能忍受疼痛，遂对症治疗，未予重视。2016年疼痛加重时，复查X线，提示恶性病变。回顾2002年X线片，当时已经提示恶性征兆。

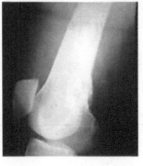
图 2-11　1999 年 X 线

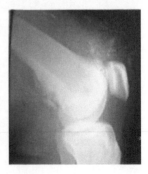
图 2-12　2002 年 X 线

骨旁骨肉瘤是分化良好的低度恶性肿瘤，转移率低，很少发生远隔转移；但如出现去分化成分应视为高度恶性的骨肉瘤，有髓内浸润时预后不良。该病对放疗、化疗不敏感，主要以外科手术为主，早期病变如治疗彻底，80% ～ 90% 的患者可获治愈或生存期明显延长，5 年生存率 91%。

本例患者肿瘤已浸润骨髓腔，镜下观察有纤维肉瘤去分化成分，提示预后不佳。如果多年前能及时确诊，并行手术彻底切除病灶，将会有更好获益。

专家点评

骨旁骨肉瘤预后相对较好，早期需要与一些良性病变鉴别，包括：①骨软骨瘤骨；②骨纤维结构不良；③纤维结构不良；④骨化性肌炎；⑤旺盛性反应性骨膜炎。骨肿瘤诊断一定要临床 – 影像 – 病理三结合，早诊断，早治疗，以免错失最佳治疗时机。

参考文献

1. 方三高，李艳青，马强，等 . 骨旁骨肉瘤 5 例临床病理分析 . 诊断病理学杂志，2016，23（4）：247-251.

2. 朱正龙，王坚，朱雄增 . 骨旁骨肉瘤 23 例临床病理分析 . 诊断病理学杂志，2001，8（2）：76-78.

3. 陈春燕，张惠箴，周隽，等 . 低级别骨肉瘤的临床病理诊断 . 临床与实验病理学杂志，2015，31（11）：1271-1274.

003
骨巨细胞瘤经地诺单抗治疗后反应1例

病历摘要

患者，女，46岁。主诉"心前区疼痛5月余。"

[入院查体] 体温36.4 ℃，脉搏96次/分，呼吸20次/分，血压116/50 mmHg，身高150 cm，体重38 kg。发育正常，营养中等，神清语利，查体合作。全身皮肤黏膜未见出血点及淤点、淤斑，全身浅表淋巴结未触及肿大；双肺呼吸音清，未闻及干、湿啰音，心率96次/分，律齐，各瓣膜听诊区未闻及病理性杂音；腹软，无压痛、反跳痛，肝、脾肋下未触及，双下肢无水肿。

[影像学检查] 胸部CT（2017年10月17日，外院）示胸6椎体溶骨性骨质破坏。胸椎MRI（2017年10月25日，外院）示胸6、胸8骨质破坏伴肿块形成，考虑恶性病变，转

移瘤可能性大（图 3-1）。

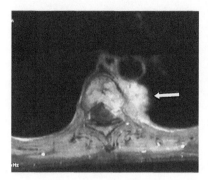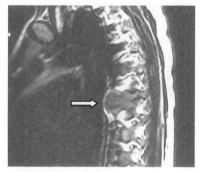

图 3-1　肿瘤（箭头示）

病理资料

1. 第 1 次，CT 引导下行胸椎旁占位穿刺活检。

镜下：肿瘤组织可见两种细胞成分，一种是单核细胞，呈圆形、卵圆形，细胞边界不清；另一种是破骨细胞样的多核巨细胞，分布在单核细胞中。两种细胞似有移行（图 3-2）。

病理诊断：骨巨细胞瘤（giant cell tumor，GCT）。

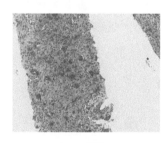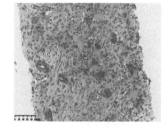

A：×100　　　　　　　　B：×200

图 3-2　镜下 HE 染色

2. 第 2 次，患者遵医嘱规律行地诺单抗皮下注射治疗 1 个月后，行胸 6 椎体骨巨细胞瘤椎体切除（图 3-3），钛网置入 + 椎弓根钉内固定术。

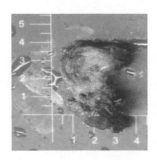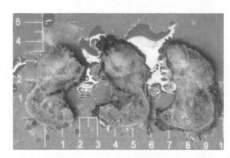

图 3-3　切除物

镜下：全片仅看到个别骨巨细胞瘤典型的多核巨细胞，取而代之的是变成长梭形的纤维样细胞，散落在瘤巢内，细胞周围出现一些网格样纤维基质或骨样基质，瘤灶周围逐渐骨化成熟，可见编织骨（图 3-4）。

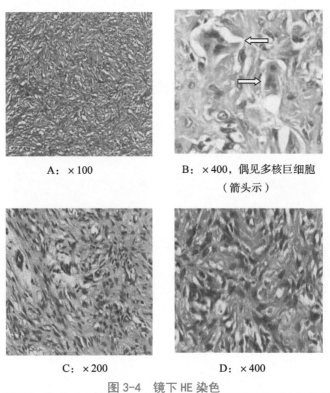

A：×100

B：×400，偶见多核巨细胞
（箭头示）

C：×200

D：×400

图 3-4　镜下 HE 染色

病理诊断：骨巨细胞瘤经地诺单抗治疗后反应。

病例分析

本例患者的肿瘤生长部位并不是骨巨细胞瘤的常见好发部位，但首次穿刺活检镜下见典型骨巨细胞瘤的形态学表现，诊断并不困难。然而经过地诺单抗治疗后的大体切除标本，镜下形态竟与之前大相径庭，如若没有临床病史资料，单独靠镜下形态是很难诊断为骨巨细胞瘤的。

骨巨细胞瘤于 1818 年由 Copper 首次发现，为常见的原发性骨肿瘤之一，来源尚不清楚，有学者认为巨细胞瘤中的单核细胞来自非造血性间叶细胞。骨巨细胞瘤中发现 3 种细胞成分：①成纤维细胞样单核细胞（真正的肿瘤细胞），能迅速增生为主要肿瘤成分；②单核组织细胞；③破骨细胞样巨细胞（重要形态特征）。显微镜下观察发现单核组织细胞核与巨细胞核十分相似，且巨细胞在单核细胞中分布较均匀，有些区域还能看见它们之间的移行区域，提示巨细胞是由单核组织细胞融合而成的一种缺乏增生活性的临终细胞。

骨巨细胞瘤增生活跃，对骨质侵蚀破坏性大，病变具有局部侵袭、复发和转移倾向。多见于青壮年四肢长骨骨端，是一种以溶骨性破坏为特征的侵袭性肿瘤，在亚洲的发病率较高，超过原发骨肿瘤的 20%。在四肢长骨中，股骨远端、胫骨近端、桡骨远端和肱骨近端最为多见，骨盆和脊柱等中轴骨也常受累。WHO 骨肿瘤分类中将骨巨细胞瘤描述为"一种侵袭性的潜在恶性病变"，2013 年重新分类时将其分为普通骨巨细胞瘤和恶性骨巨细胞瘤。随着研究的进展，对骨巨细胞瘤的认识不断加深，确认其是由单核组织细胞（前体细胞）与多核

笔记

破骨样巨细胞（效应细胞）及成纤维细胞样单核间质细胞构成。

地诺单抗（Denosumab）是一种全人源化的、针对 RANKL 的单克隆抗体（IgG2），能够特异性地阻断 RANKL 与 RANK 的结合，从而抑制破骨巨细胞的生成、分化及活化，减少骨质重吸收，达到治疗效果。2013 年 6 月地诺单抗被美国 FDA 批准应用于不可切除或转移性骨巨细胞瘤，成为唯一一个治疗骨巨细胞瘤的靶向药物，对于骨巨细胞瘤的治疗具有里程碑意义。骨巨细胞瘤患者在使用地诺单抗治疗以后，肿瘤组织周围出现了骨化性修复改变，显微镜下观察发现骨巨细胞瘤的特征性细胞多核巨胞基本消失，取而代之的是呈纺锤形的长梭形细胞，而这些梭形细胞周围出现一些网格样纤维基质或骨样基质，并可看见编织骨的形成，其实这些梭形细胞是具有增生活性的肿瘤细胞（图 3-5）。

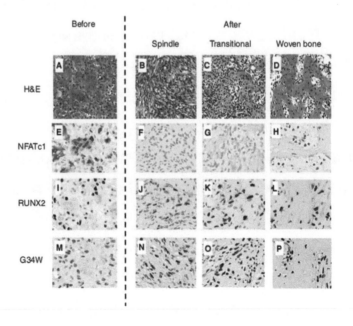

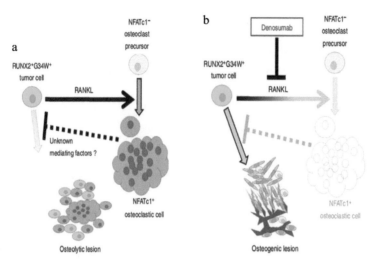

图 3-5　骨巨细胞瘤给予地诺单抗后特征

摘自：OGURO S，OKUDA S，SUGIURA H， et al. Giant cell tumors of the bone：changes in image features after denosumab administration. Magn Reson Med Sci，2018，17（4）：325-330.

骨巨细胞瘤中发现特异性 *H3F3A* 驱动突变，*H3F3A* 基因编码为 H3.3 蛋白，该蛋白是染色体核小体的组成结构。该基因发生 *G34W* 突变（第 34 位氨基酸由甘氨酸突变为色氨酸），是骨巨细胞瘤的特异性分子特征，可以使用 G34W 抗体进行免疫组化检测。从图 3-5 可知地诺单抗可减轻 GCTB 的溶骨特性，并改善患者症状，使真正肿瘤细胞（G34W+）数量减少，但 *H3F3A* 突变瘤细胞仍然存在，不能根除。

专家点评

骨巨细胞瘤特征为破骨样多核巨细胞均匀分布于单核细胞中，根据这一典型形态特点病理诊断并不困难。但经地诺单抗治疗后的骨巨细胞瘤镜下特点却失去了其特征，镜下由纺锤形样的长梭形肿瘤细胞替代，这也与原先骨巨细胞瘤单核

19

样细胞（真正的肿瘤细胞）形态相去甚远，还可出现编织骨这样成骨性修复改变。这会导致，如若我们病理医师不了解患者的病史，直接去观察经地诺单抗治疗之后骨巨细胞瘤的形态将很难诊断甚至误诊。因此对于地诺单抗治疗后的骨巨细胞瘤患者，临床医师与病理医师要进行及时沟通，从"影像－临床－病理三结合"来诊断。

参考文献

1. TURCOTTE R E. Giant cell tumor of bone. Orthop Clin North Am，2006，37（1）：35-51.

2. 蒋智铭，张惠箴，郑莉. 骨关节肿瘤和瘤样病变的病理诊断. 上海：上海科技教育出版社，2008：167-177.

3. AMELIO J M，ROCKBERG J，HERNANDEZ R K，et al. Population-based study of giant cell tumor of bone in Sweden（1983—2011）. Cancer Epidemiol，2016，6（42）：82-89.

4. NIU X，ZHANG Q，HAO L，et al. Giant cell tumor of the extremity：retrospective analysis of 621 Chinese patients from one institution. J Bone Joint Surg Am，2012，94（5）：461-467.

5. JÚNIOR R C，PEREIRA M G，GARCIA P B，et al. Epidemiological study on giant cell tumor recurrence at the Brazilian National Institute of Traumatology and Orthopedics. Rev Bras Ortop，2016，51（4）：459-465.

6. HU P，ZHAO L，ZHANG H，et al. Recurrence rates and risk factors for primary giant cell tumors around the knee：a multicentre retrospective study in China. Sci Rep，2016，6：36332.

7. UNNI K K. Giant cell tumor. // UNNI K K, DAHLIN D C. Dahlin's bone tumors: general aspects and data on 11087 cases. 5th ed. Philadelphia: Lippincott-Raven, 1996, 263-289.

8. SCHAJOWICZ F. Giant cell tumor. // SCHAJOWICZ F, SUNDARAM M, GITELIS S, et al. Tumors and Tumorlike Lesions of Bone. 2nd ed. New York: Springer-Verlag, 1996, 257-295.

9. FLETCHER C D M, BRIDGE J A, HOGENOORN P C W, et al. WHO Classificationoftumorsofsofitissueandbone. Lyon: IARC Press, 2013: 318-319.

10. ATHANASOU N A, BANSAL M, FORSYTH R, et al. Giant cell tulTIOUr of bone. // FLETCHER C D M, BRIDGE J A, HOGENDOORN P C W. WHO classification of Tumours of soft tissue and bone. Lyon: IARC Press, 2013: 321-324.

11. LÓPEZ-POUSA A, BROTO J M, GARRIDO T, et al. Giant cell tumour of bone: new treatments in development. Clin Transl Oncol, 2015, 17 (6): 419-430.

12. 何传春, 李东奇, 刘姝, 等. 地诺单抗治疗骨巨细胞瘤的研究进展. 中国肿瘤临床, 2018, 45 (14): 750-754.

13. OGURO S, OKUDA S, SUGIURA H, et al. Giant cell tumors of the bone: changes in image features after denosumab administration. Magn Reson Med Sci, 2018, 17 (4): 325-330.

004
奇异性骨旁骨软骨瘤样增生（Nora 病）1 例

病历摘要

患者，女，11 岁。主因发现左示指中节肿块半年余入院。

[入院查体] 左手示指中节外侧一约 1.0 cm × 0.8 cm 肿块，质硬，不活动，与周围界限清楚，压痛明显，左示指末梢感觉、血运正常。

[影像学检查] X 线表现为骨旁结节样欠均匀高密度影，边界清楚，病变与附着骨间骨髓腔不相连续（图 4-1，图 4-2）。

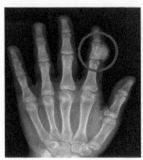 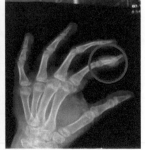

图 4-1　X 线表现为骨旁结节（圆圈）　图 4-2　病变与附着骨间骨髓腔不相连续（圆圈）

病理资料

（1）肉眼观：送检灰白灰褐不整形组织多块，总体积3.5 cm×2.0 cm×1.0 cm，切面灰白质略硬。组织脱钙。

（2）镜下：组织可见3种成分，骨、软骨和纤维；表面可见软骨帽结构，软骨细胞轻度增生；其下可见未成熟的骨小梁伴周围骨母细胞明显增生、少量破骨细胞及纤维组织，无骨髓成分（图4-3～图4-6）。

病理诊断：奇异性骨旁骨软骨瘤样增生（Nora病）。

病因不明，具有复发倾向，建议定期复查。

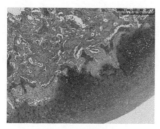
图4-3　可见3种成分，骨、软骨和纤维（HE，×40）

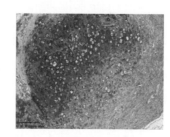
图4-4　表面可见软骨帽结构，软骨细胞轻度增生（HE，×100）

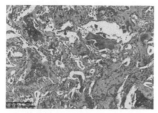
图4-5　骨小梁周围骨母细胞明显增生（HE，×40）

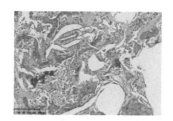
图4-6　骨小梁周围穿插少量轻度异型的梭形细胞（HE，×100）

📋 病例分析

奇异性骨旁骨软骨瘤样增生（Nora病），好发于手足骨旁，发病年龄范围很广，病史长，瘤体生长缓慢。其病因尚不

笔记

清楚，有学者认为是骨软骨瘤的一个亚型，也可能与骨膜的创伤修复有关，近年来有研究显示本病中存在 t（1；17）（q32；q21）或 t（1；17）（q42；q23）染色体异位，故有学者认为这是一种伴有染色体异常改变的肿瘤。临床主要表现位于骨旁的骨性肿块，可伴有局部软组织肿胀、疼痛。

镜下表现：①病变由分化成熟的骨、软骨和纤维 3 种成分按不同比例构成，排列结构常不规则，在骨小梁之间为纤维成分；②病变中的骨小梁在脱钙后的 HE 切片中骨或软骨基质呈蓝色，即所谓"蓝骨"；③病变中的软骨成分可位于肿块表面呈帽状，也可以不规则混合在另外两种成分中。软骨细胞有轻度异型性，这是 Nora 将该病冠以"奇异性"的原因之一。

本例患者根据辅助检查及病理资料可判断与有异性骨旁骨软骨瘤样增生镜下特征相符。而骨软骨瘤中的软骨化骨性骨小梁和附着骨的髓质骨小梁相连续。所以该病例患者考虑奇异性骨旁骨软骨瘤样增生（Nora 病）。

鉴别诊断

（1）骨软骨瘤：多发于长骨干骺端，而罕见于短骨，影像学表现为骨小梁与宿主骨的髓质骨延续。组织学多显示特征性的分层结构，即外层为纤维膜，中层为分化成熟的透明软骨帽，内层为成熟的板层骨（软骨化骨），而缺乏 Nora 病的特征性"蓝骨"成分。

（2）骨外软骨瘤：也多发于手足部指趾骨旁，具有明显的软骨和软骨化骨，呈分叶状、结节状排列，但缺乏 Nora 病的纤维成分及特征性"蓝骨"。

（3）甲下外生性骨疣：是一种累及指（趾）甲床的骨软骨瘤样增生，最常累及拇趾，多继发于外伤后，患者疼痛明显，常继发感染并形成溃疡。影像学上表现为骨表面外生性骨性肿块，病变直径通常小于1 cm，病变与宿主骨髓腔不连续。光学显微镜下显示由外到内依次为纤维膜、纤维软骨、梁状软骨化骨，梁状骨之间为疏松排列的纤维细胞，无Nora病特征性的"蓝骨"。

（4）骨化性肌炎：多位于骨旁软组织内，是局部的、自限性修复性疾病，最常见的部位是肘关节、大腿、膝关节、肩关节及臀部，临床常有明确创伤史。X线表现为特征性的分层状"蛋壳"样骨化；光学显微镜下显示病灶周边为成熟骨小梁而中央为增生活跃的纤维组织和骨样组织，病变中罕见软骨成分，也无Nora病的特征性"蓝骨"。

专家点评

由于Nora病同时具有旺炽性反应性骨膜炎（florid reactive periostitis，FRP）和外生性骨疣这两种病变的部分形态，理论上可能为两者之间转变的过渡期改变，因此一些学者认为Nora病可能为FRP向外生性骨疣转变的中间状态，Dorfman等认为3种病变为疾病的不同阶段，即病变初始为FRP，显示少量的软骨样成分，到中期骨旁骨软骨瘤样增生阶段则显示显著的新生骨及化生性软骨形成，而病变末期为外生性骨疣，显示成熟的骨及软骨形成。

Nora病是一种具有复发倾向的良性病变，部分患者有创

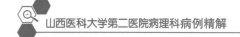

伤史，瘤体生长缓慢，病史较长。治疗首选局部病灶的完整手术切除，包括病灶表面被覆的假纤维包膜和基底部附着骨的部分骨皮质。该病有较高的复发率，文献报道 2 年内术后复发率可达 35% ～ 55%，约 20% 的病例多次复发，但罕有恶变的报道。

参考文献

1. NORA F E，DAHLIN D C，BEABOUT J W. Bizarre parosteal osteochon-dromatous proliferations of the hands and feet. Am J Surg Pathol，1983，7（3）：245-250.

2. 夏燕，吴玲玲，封扬，等. 奇异性骨旁骨软骨瘤样增生 5 例临床病理学分析. 临床与实验病理学杂志，2016，32（9）：1033-1036.

3. DHONDT E，OUDENHOVEN L，KHAN S，et al. Nora's lesion, a distinct radiological entity. Skeletal Radiol，2006，35（7）：497-502.

4. 强修，李加美，林晓燕. Nora's 病的诊治进展. 中华临床医师杂志（电子版），2012，6（16）：4802-4803.

5. DOFFMAN H D，CZERNIAK B. Bone tumors. St. Louis：Mosby，1998：984-985.

6. MENESES M F，UNNI K K，SWEE R G. Bizarre parosteal osteochondromatous proliferation of bone（Nora's lesion）. Am J Surg Pathol，1993，17（7）：691-697.

005
Fabry 病肾病 1 例

病历摘要

患者，中年男性，既往体健。

[现病史] 2015年间断出现泡沫尿，后体检时发现蛋白尿阳性，不伴水肿，无寒战、发热，无尿频、尿急、尿痛，无肉眼血尿，未予诊治。2016年7月8日查尿蛋白（＋＋＋），无明显尿中泡沫增多，无夜尿增多，7月14日就诊于山西某医院，查尿蛋白（＋＋），血肌酐66 μmol/L，双肾彩超未见明显异常，考虑慢性肾炎，给予厄贝沙坦（口服，4 mg，1次/日）、雷公藤多甙片（口服，3片，3次/日）及来氟米特片（口服，10 mg，2次/日），治疗2周后，自行停药。8月1日就诊于我院，查尿常规示尿蛋白（＋＋＋）。

[家庭史] 家族三代直系亲属中有多人患糖尿病及肾衰

竭，无与患者类似疾病，无家族遗传倾向的疾病。

[入院查体] 体温36.4℃，脉搏66次/分，呼吸18次/分，血压116/68 mmHg。发育正常，中等体型，神志清楚，查体合作。颜面无浮肿，浅表淋巴结未触及，口唇无苍白，双肺呼吸音清，未闻及干、湿啰音；心率66次/分，心音有力，未闻及病理性杂音，腹平软，无压痛反跳痛，肝脾肋下未触及，移动性浊音（－），肠鸣音4次/分，双下肢无水肿。病程中无口干、眼干，无光过敏及关节痛，无面部蝶形红斑及盘状红斑，精神、饮食、睡眠可，大便、尿量正常，体重无明显变化。

病理资料

（1）光镜：肾穿刺组织2条，均为肾皮质，可见22个肾小球，肾小球基底膜弥漫僵硬，飘带形成，系膜细胞和基质轻微增生，足细胞弥漫性空泡变性（油红O染色阳性）。肾小管上皮颗粒及空泡变性，小灶状萎缩（5%）。肾间质散在少量淋巴单核细胞浸润。小动脉管壁轻度增厚（图5-1）。

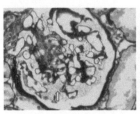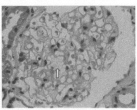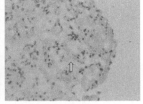

A：PASM，×400　　　B：HE，×400　　　C：油红O染色，×400

图5-1　光镜检测示肾小球足细胞空泡变性（箭头示）

（2）免疫荧光：5个肾小球，IgG（＋），IgA（＋），IgM（＋～＋＋），C3（＋，血管壁），FRA（－），C1q（－），HBsAg（－），HBcAg（－）。

（3）电镜：肾小球内可见大量髓磷脂样小体和斑马小体，未见电子致密物，上皮细胞足突弥漫性融合。肾小管、肾间质无特殊病变（图 5-2）。

病理诊断：符合 Fabry 病肾病。

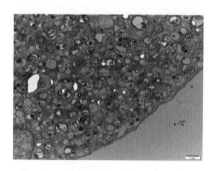

图 5-2　电镜检测示肾小球足细胞内大量斑马小体形成，×10 000

📋 病例分析

本例患者为中年男性，光镜下肾小球足细胞体积增大，胞质空泡化、泡沫样变性，形成泡沫细胞，使得整个肾小球呈现蜂窝状改变，免疫荧光检测为阴性，结合光镜下的这种表现，提示诊断 Fabry 病的可能性比较大。

Fabry 病的空泡主要是细胞内大量神经鞘糖脂（glycosphingolipid）堆积造成的，在石蜡切片制作过程中，多种有机溶剂将脂质溶解而形成空泡状，冰冻切片经特殊脂肪染色（苏丹黑、油红 O 等）呈阳性，电镜对于该病具有诊断意义，光镜下的泡沫细胞胞质内次级溶酶体增多，大量呈分层的环状髓磷脂样小体和斑马小体分布于肾小球足细胞、内皮细胞、系膜细胞、肾小管上皮细胞、小动脉内皮细胞、小动脉管壁平滑肌细胞等。随后，我们对该病例进行油红 O 染色，结果为阳性，电镜回报足细胞可见大量呈分层的环状髓磷脂样小体，这也证实了该病的诊断正确。

笔记

鉴别诊断

肾小球足细胞增生、水肿和泡沫细胞的形成也见于以大量蛋白尿和肾病综合征为临床表现的多种肾小球疾病，Fabry病肾病要注意与以下几种疾病相鉴别。

（1）局灶性节段性肾小球硬化症（focal segmental glomerulosclerosis，FSGS）：是肾脏常见疾病，临床常表现为大量蛋白尿或肾病综合征，免疫荧光常阴性，有时IgM可以阳性，光镜下肾小球局灶性节段性硬化，足细胞空泡变性，故Fabry病最易误诊为FSGS。鉴别诊断主要在于电镜，FSGS电镜下可见足突的弥漫融合，且不会出现Fabry病肾病足细胞内无髓鞘样包涵体的表现。

（2）庆大霉素中毒性肾病：电镜下肾小管上皮细胞内也可出现髓鞘样包涵体，但数量相对较少，而且一般不会出现在肾小球足细胞。

（3）遗传性肾小球病，如Alport综合征：Fabry病肾小管和肾间质显著泡沫样变性，但电镜下Alport综合征肾小球基底膜不规则增厚、分层和撕裂等改变可资鉴别。

专家点评

Fabry病是一种罕见的X染色体连锁遗传的α-半乳糖苷酶缺乏性疾病，1898年由Fabry和Andreson首先描述。临床表现为多系统损害，常累及肾脏、心脏、脑血管、皮肤、眼等多个器官，肾脏是其主要受累器官之一。常见的死亡原因是肾衰竭、脑血管意外和心肌梗死等。早期发现并及时给予酶替代治疗能迅速改善症状，预后乐观。本病的诊断主要依据家族史、典型的肾外表现和肾组织病理学检查，部分患者尤其是女性患者由于肾外表现不突出，多表现为肾脏或心脏的单一器官损害，只有经肾活检后才能确诊此病。受累组织的细胞中三聚己糖神经酰胺堆积是本病共同的特征性病理改变。该物质主要沉积在血管内皮细胞、周细胞、平滑肌细胞，肾小球和肾小管上皮细胞、角膜细胞、神经细胞节内等。电镜嗜锇性髓鞘样包涵小体的特征性超微结构是确诊该病的最关键依据，所以电镜在肾穿刺活检病理学中有着不可或缺的地位。

在 HE 常规制片中，由于细胞内糖神经鞘脂易被二甲苯抽提，光镜下呈现泡沫状细小空泡，无特异性诊断价值，易认为是细胞肿胀变性或泡沫变性而造成误诊，而糖神经鞘脂经锇酸固定及天青亚甲蓝染色，其大小不等颗粒状物嗜锇性尤为突出。因此在临床工作中，除了要结合临床特点、是否伴发皮疹、多脏器损害或有无家族遗传史外，建议同时申请电镜检查，避免误诊。

参考文献

1. 邹万忠 . 肾活检病理学 . 4 版 . 北京：北京大学医学出版社，2017：339-342.

2. 张明辉，刘艳辉，史伟，等 . Fabry 病肾病临床病理分析 . 临床与实验病理学杂志，2010，26（2）：207-210.

3. 张静，刘彦仿，刘健，等 . Fabry 肾病临床病理观察诊断病理学杂志，2005，12（4）：263-266.

4. 马捷，张泰和，周晓军，等 . 小儿 Alport 综合征的临床病理分析 . 临床与实验病理学杂志，2001，17（6）：455-458.

006
Ⅰ～Ⅱ期膜性肾病合并早期淀粉样肾病（AL型）1例

病历摘要

患者，中年女性。慢性病程（2年）。

[既往史]　2015年6月诊断为2型糖尿病，目前口服降糖药物治疗，空腹血糖波动于7～9 mmol/L。

[入院查体]　体温36℃，脉搏84次/分，呼吸20次/分，血压120/66 mmHg，身高152 cm，体重57 kg。发育正常，营养中等，神清语利，查体合作。全身皮肤黏膜未见出血点及淤点、淤斑，全身浅表淋巴结未触及肿大；舌体无增大，咽无充血，扁桃体无肿大；双肺呼吸音清，未闻及干、湿啰音，心率84次/分，律齐，各瓣膜听诊区未闻及病理性杂音；腹软，无压痛、反跳痛，肝、脾肋下未触及，双下肢无水肿。

[实验室检查]　单纯蛋白尿：定性＋＋～＋＋＋，定量

0.713～3.168 g/d。血白蛋白 28.2～32.3 g/L。血脂：总胆固醇 6.68～8.12 mmol/L，甘油三酯 7.09～8.12 mmol/L。血常规、肾功能正常。继发病因相关指标：乙肝表面抗体（＋）>1000 IU/L，乙肝 e 抗体（＋）0.004 COI，核心抗体（＋）0.007 COI，肿瘤标志物、甲功、风湿、血管炎筛查、免疫球蛋白 G 亚型、骨髓瘤 6 项均未见异常。

[影像学检查]　心电图、腹部彩超、心脏彩超未见异常。

病理资料

（1）光镜：送检肾穿刺组织，可见 3 条肾皮质，共 44 个肾小球，1 个小球缺血硬化，其余肾小球基底膜弥漫性增厚，系膜细胞和基质轻度弥漫性增生，上皮下可见嗜复红蛋白沉积。肾小管上皮颗粒及空泡变性，灶状萎缩（10%）。肾间质小灶状淋巴单核细胞浸润，小动脉管壁轻度增厚伴玻璃样变。部分肾小球系膜区及间质内、个别小动脉管壁可见红染无结构物质（图 6-1，图 6-2）。

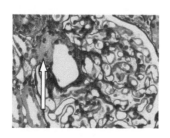
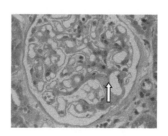

图 6-1　箭头示血管可见红　　图 6-2　箭头示肾小球系膜
染无结构物质　　　　　　区可见红染无结构物质
（PASM，×400）　　　　　（HE，×400）

（2）免疫荧光：可见 10 个肾小球，IgG（＋＋＋）、IgA（－）、IgM（＋）、C3（＋＋）、C1q（－）沿毛细血管壁颗粒状沉积。

（3）特殊染色：肾小球系膜区及间质内、个别小动脉管壁可见少量刚果红的蛋白沉积（＋）（图6-3）。

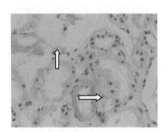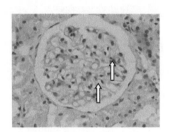

图6-3　箭头示蛋白沉积（刚果红染色，×400）

（4）免疫组化：Kappa（＋），Lambda（－）。

（5）电镜：肾小球基底膜增厚，上皮下可见电子致密物沉积，系膜区和基底膜内可见大量纤维样物质沉积，直径8～12 nm，僵硬无分支，排列紊乱（图6-4）。

病理诊断：Ⅰ～Ⅱ期膜性肾病合并早期淀粉样肾病（AL型）。

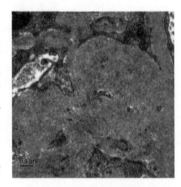

图6-4　电镜检查

病例分析

本例患者临床表现为肾病综合征，肾活检根据光镜及免疫荧光结果诊断为膜性肾病。膜性肾病分为特发性膜性肾病与继发性膜性肾病，因两者在治疗方案的选择及预后存在明显差异，所以必须排除继发因素。本例患者光镜下见肾小球系膜仅轻度增生，无内皮细胞增多，无基膜内皮下、系膜区免疫复合物（电子致密物）沉积，从病理上观察符合特发性膜性肾病；此外，患者肿瘤标志物、凝血、甲功风湿、血管炎筛查、免疫球蛋白G亚型、骨髓瘤6项等检查均未见明显异常，可排除更多继发性因素。患者虽乙肝表面抗体、乙肝e抗体、核心抗体均为阳性，但乙肝病毒复制检查结果为阴性，所以可排除乙肝病毒继发膜性病变。患者既往史中有糖尿病，但光镜下无K-W结节，也可排除糖尿病肾病。所以该病例患者特发性膜性肾病的诊断是明确的。

患者加做刚果红染色后可见肾小球系膜区及间质内、个别小动脉管壁可见少量刚果红染色的蛋白沉积（＋），故诊断为早期淀粉样肾病。又行免疫组化对其进行分型，免疫组化结果：Kappa（＋），Lambda（－），确定该患者为早期淀粉样肾病（AL型）。有报道表明腹壁脂肪及直肠黏膜刚果红染色在AL型、AA型中敏感性较高，但患者未行这两种检查，所以该患者体查虽未见舌体及肝脾大等淀粉样变，胸片、心脏彩超、腹部彩超也未见异常，但仍不能排除系统性淀粉样变性病。

膜性肾病占原发性肾病综合征的20%～35%，是国内外常见引起肾病综合征的病理类型之一，也是中老年人最常见的病理类型。其特征性的病理学特征是肾小球基底膜上皮细胞侧可见较多的免疫复合物沉积。IgG和补体C3沿肾小球毛细血管壁呈细颗粒状、高强度沉积是该病的典型表现，即使是早期膜性肾病，也可出现典型的免疫病理学特征。

淀粉样变性是由蛋白经异常折叠后形成β-片层构型的淀粉样物发生异常沉积的一类少见的代谢病。淀粉样变性按其分布可分为系统性及局限性；按其不同的前体蛋白，又可分为不同的病理分型，目前已知至少有25种前体蛋白可形成淀粉样蛋白，以AL型最为常见。肾脏是系统性淀粉样变最常累及的器官，肾淀粉样变性多见于中老年人，是中老年非糖尿病继发性肾病综合征中常见的病因之一，预后甚差。主要临床表现为蛋白尿或肾病综合征，其对激素治疗无效，最终可进展为终末期肾病，所以早期确诊及明确其病理分型将有利于及时给予干预治疗，延缓病情的发展、延长患者的寿命。典型的肾淀粉样变性表现为肾小球系膜区均质团块状嗜伊红物质沉积，基底膜不规则增厚，常伴有肾小动脉壁增厚，并可见均质粉染物质沉积。刚果红染色可显示，肾小球系膜区、基底膜及小动脉壁的均质沉积的特殊蛋白物质呈砖红色阳性。免疫荧光检查，免疫球蛋白及补体的沉积无特异性规律。电镜观察可见上述部位所沉积的特殊蛋白物质呈细纤维状结构，直径 8 ～ 12 nm，多呈紊乱无规则排列，部分区域排列成束状，称淀粉样纤维。

🔖 专家点评

膜性肾病虽很常见，但膜性肾病合并肾淀粉样变的报道却很罕见。刘晔等曾报道 1 例慢性淋巴细胞性白血病继发膜性肾病和肾淀粉样变性，Nakanishi 等曾报道 1 例类风湿性关节炎肾损害继发膜性病变和 AA 型淀粉样变性，俄罗斯也有膜性肾病合并 AA 型肾淀粉样变性的案例，以上报道都是继发性膜性肾病。而特发性膜性肾病合并淀粉样变性的是更为罕见的病例，国内现只发现陈浩等曾报道过 1 例特发性膜性肾病合并系统性淀粉样变性。现本例病例也属于特发性膜性肾病合并淀粉样变性病。

参考文献

1. 南楠，李志义，陈莹，等 . 特发性及继发性膜性肾病: IgG4 的表达及临床病理观察 . 世界最新医学信息文摘，2017，17（89）：1-3，13.

2. DEMBER L M. Amyloidosis-associated kidney disease. J Am Soc Nephrol，2006，17（12）：3458-3471.

3. 章友康，李英 . 膜性肾病的诊断与治疗 . 中华肾病研究电子杂志，2013，2(1)：5-10.

4. 姚英，章友康，王素霞 . AL 型肾淀粉样变的临床病理特点和治疗进展 . 中华临床医师杂志，2012，6（15）：4180-4181.

5. 王素霞 . 肾淀粉样变性病的早期诊断 . 肾脏病与透析肾移植杂志，2005，14(5)：435-436.

6. 刘晔，张志刚，刘学光，等 . 慢性淋巴细胞性白血病合并膜性肾炎和肾淀粉样变一例 . 中华肾脏病杂志，2005，21（6）：338-339.

7. NAKANISHI K，IWAHASHI C，HANDA Y，et al. A case of malignant rheumatoid arhriitis compliacated by secondary amyloidosis andmembranous nephropathy. Nihon Jinzo Gakkai Shi，1998，40（8）：607-611.

8. VARSHAVSKI V A，LUARINAVICHIUS A A，SEVERGINA E S. Membranous nephropathy associated with kidney amyloidosis. Arkh Ptol，1991，53（7）：19-23 .

9. 陈浩，曾彩虹，刘志红，等 . 膜性肾病合并系统性淀粉样变性 . 肾脏病与透析肾移植杂志，2012，21（6）：577-581.

007
脂质沉积性肌病 1 例

📋 **病历摘要**

患者，男，27岁，已婚。主诉"渐进性全身无力2月余"。

[现病史] 隐匿起病，进行性加重，双下肢力弱，行走缓慢，呈鸭步，双上肢不能完全对抗阻力，精神差，以全身近端肌肉无力为主要临床表现，伴颈部酸困感，张口困难，双手、双下肢酸困感，双手麻木等症状，病程中无气紧、吞咽困难、饮水呛咳、呼吸困难等症状。患者从小运动少，运动耐力较他人差，病程长。

[既往史] 无高血压、冠心病、糖尿病病史。

[入院查体] 体温36.2℃，脉搏80次/分，呼吸20次/分，血压142/96 mmHg。发育正常，营养中等，全身皮肤黏膜无黄染及出血点。全身浅表淋巴结未触及肿大。双肺呼吸音清，

未闻及明显干、湿啰音。心律齐，各瓣膜听诊区未闻及明显杂音。腹平软，无压痛及反跳痛，肝脾肋下未触及，双下肢无水肿。

[神经内科检查]　神志清楚，言语流利，双瞳孔等大等圆，直径 3 mm，对光反射灵敏，眼球各向活动充分，双侧额纹、鼻唇沟对称，伸舌居中，双手虎口肌肉萎缩，颈屈肌无力，双上肢近端肌力 4+ 级，远端肌力 5 级，右下肢近端肌力 4– 级，远端肌力 5 级，左下肢肌力 4 级，远端肌力 5 级，四肢肌张力减低，双上肢腱反射（＋），双下肢腱反射（＋＋），指鼻试验稳准，跟膝胫试验尚稳准。感觉系统正常。双侧霍夫曼征（－），双侧罗索利莫征（－），双侧巴氏征（－），颈无抵抗，布氏征（－），克氏征（－）。

[实验室检查]　血常规、血沉、便常规、糖化血红蛋白、凝血试验、抗 ENA 多肽谱、类风湿筛查、血管炎筛查、免疫球蛋白、C- 反应蛋白均未见异常。白蛋白 55.1 g/L，血浆白蛋白和球蛋白比值（A/G）2.32，谷丙转氨酶 71 U/L，谷草转氨酶 136.77 U/L，血钠 133.4 mmol/L，肌酸激酶 1667 U/L，肌酸激酶同工酶 28 U/L，乳酸脱氢酶 712 U/L，α - 羟丁酸 742 U/L，总胆固醇 2.57 mmol/L，同型半胱氨酸 30.30 μmol/L，结晶 74 个 /μL。

[影像学检查]　腹部彩超示轻度脂肪肝，胆、胰、脾、肾及门静脉系未见明显异常。泌尿系彩超、胸片、头颅 CT 及核磁、腰椎核磁未见明显异常。肌电图示肌源性损害可能，脊髓损害（颈以下）。心脏彩超示心脏形态结构及功能未见明显异常。

病理资料

送检左肱二头肌肌肉组织，横切面范围 0.6 cm × 0.6 cm。

（1）光镜下 HE 染色：数个边界清楚的肌纤维束，肌纤维排列紧密，大小稍不一致，少量散在肌纤维嗜碱性变伴其内可见小空泡结构（图 7-1），个别嗜酸性变、肥大，未见吞噬、坏死、再生及明显肌萎缩；肌束间及小血管周个别淋巴细胞浸润。

（2）特殊染色：改良 Gomori 染色个别肌纤维内可见小空泡及小裂隙结构（图 7-2），未见典型破碎红纤维；油红 O 染色示少量散在肌纤维异常脂肪滴增多，以 I 型肌纤维为主（图 7-3，图 7-4）；NADH-TR 染色示两型肌纤维分布均匀（图 7-5）；PAS 染色示未见异常物质沉积，个别肌纤维不着色。

（3）免疫组化：Dystrophin（+，肌纤维膜均匀着色，图 7-6），CD3、CD4、CD8（+，个别细胞），CD20、CD68、HLA-DR（-），Desmin（+，个别细胞淡染）。

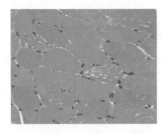

图 7-1　肌纤维排列整齐，部分肌纤维细小空泡增多（HE，×200）

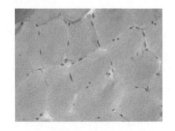

图 7-2　个别肌纤维内可见小空泡及小裂隙结构改良（Gomori，×200）

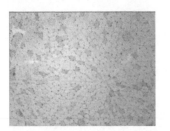

图 7-3　部分肌纤维异常脂肪滴增多，I 型纤维明显（油红 O，×40）

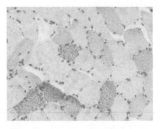

图 7-4　肌纤维内多量红色脂肪颗粒沉积（油红 O，×200）

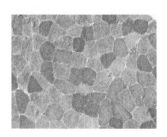

图 7-5　Ⅰ型、Ⅱ型纤维分
布均匀（IHC，×200）

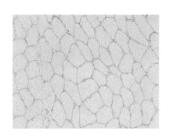

图 7-6　Dystrophin 肌纤维膜
均匀着色（NADH，×200）

（4）电镜：肌原纤维排列整齐，部分肌纤维的肌膜下、核旁及肌浆内多量脂滴沉积（图7-7，图7-8），偶见肌原纤维间灶状线粒体轻度增多，偶见溶酶体，血管基底膜轻度增厚。

病理诊断：轻到中度肌源性损害，代谢性肌病，结合临床，病变考虑脂质沉积性肌病。

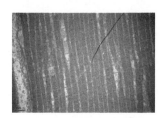

图 7-7　电镜下肌原纤维排
列整齐，×4000

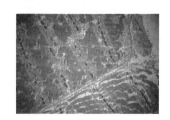

图 7-8　电镜显示肌纤维的肌膜
下、肌浆内多量脂滴沉积，×4000

病例分析

定位诊断：患者双手虎口肌肉萎缩，颈屈肌无力，双上肢近端肌力4＋级，远端肌力5级，右下肢近端肌力4－级，远端肌力5级，左下肢肌力4级，远端肌力5级，四肢肌张力减低，双上肢腱反射（＋），双下肢腱反射（＋＋），双侧巴氏征

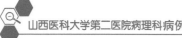
（－），定位于下运动神经元瘫痪，患者四肢瘫痪以近端为主，考虑为肌肉疾病。

定性诊断：患者为青年男性，隐匿起病，慢性病程，逐渐加重，以全身无力为主要临床表现，以全身近端肌肉受累为主，远端肌肉受累不明显，无感觉异常，查体可见肌肉萎缩，肌力差，肌张力低，巴氏征（－），肌电图示肌源性损害，脊髓损害（颈以下），考虑为肌病；患者从小运动少，运动耐力较他人差，病程长，考虑为代谢性肌病。

肌肉活检病理：HE 及改良 Gomori 染色示肌纤维轻度大小不等和肌纤维内小空泡或小裂隙样改变，油红 O 中性脂质染色中显示阳性，脂质增加在 I 型纤维中更显著；电镜观察可见多量脂滴位于肌纤维的肌膜下、核旁及肌浆内；综合临床及病理表现，诊断为脂质沉积性肌病。

鉴别诊断

（1）多发性肌炎：是一组多种病因引起的弥漫性骨骼肌炎症性疾病，发病与细胞和体液免疫异常有关。病理特征为骨骼肌变性、坏死及淋巴细胞浸润，临床上表现急性或亚急性起病、对称性四肢近端为主的肌肉无力伴压痛、血清肌酶增高、血沉增快、肌电图呈肌源性损害、用糖皮质激素效果好等特点。该患者支持点：① 四肢近端及骨盆带肌受累；② 血清 CK 明显增高；③ 肌电图呈肌源性损害。不支持点：① 四肢腱反射正常；② 无典型皮肤损害；③ 肌活检病理示炎细胞浸润不明显，未见肌纤维坏死、吞噬及再生。

（2）Becker 型肌营养不良症：呈 X 连锁隐性遗传，首先累及骨盆带肌和下肢近端肌肉，逐渐波及肩胛带肌，有腓肠肌假性肥大。血清 CK 水平明显升高，尿中肌酸增加，肌酐减少。肌电图为肌源性损害，肌肉 MRI 检查示肌肉变性呈"虫蚀现象"，病理特征为肌纤维明显大小不等、坏死和再生。该患者支持点：① 四肢近端肌肉受累；② 血清 CK 明显升高；③ 肌电图示肌源性损害。不支持点：① 无腓肠肌假性肥大；② 无家族遗传；③ 肌酸、肌酐无增高；④肌活检病理示无大量肥大肌纤维存在及核增多，无坏死肌纤维、再生群组化及活跃的吞噬反应。

📋 专家点评

脂质沉积性肌病为肌肉中长链脂肪酸代谢障碍，导致大量脂质沉积在肌纤维中而引起的骨骼肌疾病。在临床上较少见，一般以肌无力、肌萎缩、肌肉疼痛及血清肌酶明显增高为特点，临床常被误诊为多发性肌炎、进行性肌营养不良、糖原贮积症等，其治疗及预后有较大差别。需要依靠肌肉活检病理，通过特殊酶学组化染色和电镜观察发现肌纤维内含有大量脂质沉积来明确诊断，并为鉴别诊断、病情随访和疗效判断提供客观依据。脂质沉积性肌病的类型按生化缺陷分为卡尼汀缺乏症、卡尼汀棕榈酰基转移酶（carnitine palmitoyl transferase，CPT）缺乏症、乙酰辅酶 A 脱氢酶缺乏症及线粒体内其他酶缺乏，具体分型诊断有待血清、肌肉等肉碱或 CPT 等生化检查及脂质代谢异常相关基因检测确认。

008

强直性肌营养不良 1 例

病历摘要

患者，男，42 岁。主诉"四肢无力 10 年余，加重 1 个月"。

[现病史] 2005 年年初逐渐出现双上肢无力，以系扣子、拧瓶盖等动作为著，未诊治。后病情逐渐加重，出现双下肢无力，蹲起困难、行走缓慢。医院就诊，行肌电图等检查后诊断为"肌无力"，院外口服苯妥英钠治疗，效果差，自行停药。2010 年就诊于北京某医院，诊断为"强直性肌营养不良"，仍给予苯妥英钠治疗，未服用。2012 年以来逐渐出现双上肢抬举无力，自行服用中药及针灸治疗，效果欠佳。近 1 个月上述症状明显加重，以双上肢为著，不伴肢体麻木疼痛，无眼睑下垂、吞咽困难或构音障碍。

[入院查体] 体温 36.3 ℃，脉搏 68 次 / 分，呼吸 18 次 / 分，

血压137/65 mmHg。发育正常、营养中等，全身皮肤及黏膜未见黄染及出血点，全身浅表淋巴结未触及肿大。双肺呼吸音清，未闻及干、湿啰音，心率68次/分，心音有力，律齐，各瓣膜听诊区未闻及病理性杂音，全腹软，无压痛及反跳痛，肠鸣音3～4次/分，肝脾肋下未触及，双下肢无水肿。

[神经内科检查] 神志清，言语流利，双瞳孔等大等圆，直径约3 mm，直接、间接对光反射存在，眼球向各方向运动充分，鼻唇沟对称，伸舌居中。四肢肌肉无明显萎缩或肥大，无肌肉压痛，双手部肌肉强直收缩，双上肢远端肌力4级，近端5-级，双下肢近端5-级，远端5-级，双上肢肌张力增高，腱反射对称存在，双侧病理征（−）。颈软无抵抗，克氏征（−），布氏征（−），指鼻试验、跟−膝−胫试验准确。

[实验室检查] 血红蛋白浓度182.0 g/L，丙氨酸氨基转移酶36.70 U/L，门冬氨基转移酶32.00 U/L，总蛋白70.20 g/L，白蛋白43.00 g/L，球蛋白27.20 g/L，尿素氮4.20 mmol/L，肌酐55.00 μmol/L，钾4.70 mmol/L，钠137.00 mmol/L，氯99.00 mmol/L，同型半胱氨酸25.35 μmol/L，血沉、糖化血红蛋白、贫血系列及甲状腺功能各项指标均正常。免疫学检验：乙肝表面抗体（＋）23.87 IU/L，核心抗体（＋）0.008 COI，HCV-Ab（＋），丙型肝炎病毒RNA $<5.0 \times 10^2$ IU/mL。

[影像学检查] ①头颅MRA+MRI+DWI示双侧侧脑室旁缺血灶，右侧颞极前方信号异常，考虑蛛网膜囊肿，脑动脉硬化，右侧大脑后动脉狭窄。②颈椎MRI示颈椎退行性改变，颈3～颈4、颈4～颈5、颈5～颈6及颈6～颈7椎间盘膨出。③心脏超声示左室下后壁基底段节段性运动异常，左房稍大，

左室松弛性减低，左室收缩功能正常低值。④心电图示窦性心律，Ⅰ、aVL可见Q波，ST-T轻度异常，心电图可疑。⑤腹部超声示脂肪肝，胆、胰、脾、双肾未见明显异常。⑥颈部血管超声示颈动脉超声右侧锁骨下动脉起始处内膜增厚。⑦肌电图示强直性肌源性损害；脊髓损害（颈）。

病理资料

行左上臂三角肌肌肉活检，送检肌肉组织，横切面范围1.0 cm×0.5 cm。

（1）光镜下HE染色：数个边界清楚的肌纤维束，肌束内多角形肌纤维排列紧密，大小不一，肌纤维直径为10～200 μm，可见小角化纤维及固缩核聚集，偶见分割肌纤维，高频率（70%）出现中心核及多个中心核、核链现象，少数肌纤维胞体边缘可见肌浆块，未见明显变性坏死；肌束衣内血管周及肌纤维间散在个别淋巴细胞浸润（图8-1，图8-2）。

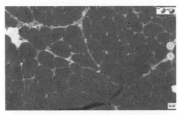 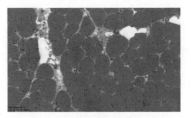

图8-1　肌纤维大小不等伴核内移（中心核），中央核数目增多（HE，×100）

图8-2　高频率出现中心核，局灶核固缩聚集成堆（HE，×200）

（2）特殊染色：NADH-TR染色示Ⅰ型肌纤维优势（图8-3），少量肌内膜下酶活性增高；Gomori染色未见破碎红纤维及镶边空泡；PAS染色及油红O染色未见异常物质。

（3）免疫组化：Dystrophin（+，肌纤维膜均匀着色，图8-4），CD3（+，少量散在），CD8（+，少许散在细胞），

CD4、CD68（＋，个别细胞），CD20（－），Desmin（个别肌纤维深染）。

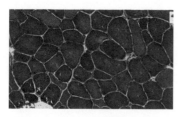

图 8-3　Ⅰ型肌纤维优势，少量肌内膜下氧化酶活性增高（NADH-TR 染色，×200）

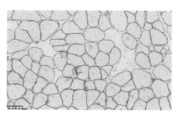

图 8-4　Dystrophin 染色示肌纤维膜均匀着色（IHC，×200）

（4）电镜：可见肌膜下肌原纤维小灶状溶解破坏，Z 线破坏，肌质块形成示肌质网扩张伴肌原纤维间线粒体轻度增多，肌膜下糖原轻度增多（图 8-5 ～图 8-7）。

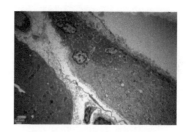

图 8-5　电镜示肌核内移，肌膜破损，基膜增生，×6000

病理诊断：符合强直性肌营养不良。

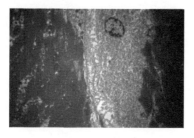

图 8-6　电镜示肌纤维溶解，×6000

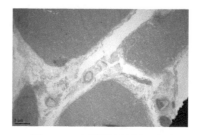

图 8-7　电镜示肌膜下肌质块形成，×8000

📋 病例分析

定位诊断：患者肢体对称性无力，上肢肌张力升高，腱反射正常，无病理反射，结合肌电图检查结果，定位于肌肉病变。

定性诊断：患者中年男性，年轻起病，起病隐匿，缓慢持续进展，临床表现为四肢无力，查体肌张力高，肌电图可见强直电位，符合肌营养不良表现。

肌肉活检病理：光镜下肌纤维大小不一，核内移肌纤维明显增多，可见中央核数目增多，且聚集成堆，纵切面可见核链形成，少数肌纤维胞体边缘肌浆块形成，特殊染色可见Ⅰ型肌纤维优势；电镜观察可见肌纤维小灶状溶解破坏，Z线破坏，肌质块形成，肌质网扩张伴肌原纤维间线粒体轻度增多，肌膜下糖原轻度增多；结合临床，诊断符合强直性肌营养不良。

📋 专家点评

强直性肌营养不良为常染色体显性遗传，是一种较常见的成人型肌营养不良。临床症状多种多样，不仅有骨骼肌表现，还有神经、内分泌、免疫、循环等多系统、多脏器受累表现。肌电图出现典型的肌强直电位发放。病理变化的轻重与肌强直症状无明显相关性，与肌力低下的程度有关。初期即出现肌纤维的大小不等，可见肥大纤维；细胞核的数量增多，高频率出现中心核，横断面核呈链状，萎缩肌纤维常能见到固缩核聚集；肌浆块形成是特征性肌纤维内结构异常，电镜下观察到其内肌原纤维、糖原、线粒体、脂褐素等物质的聚集；有时可见镶边空泡、破碎红纤维、轮状纤维或肌梭内肌纤维增加；肌纤维分布，大部分病例可见Ⅰ型纤维萎缩、Ⅱ型纤维肥大，进展病例可见Ⅰ型纤维优势；该病肌纤维坏死和再生很少；基因监测是本病诊断的"金标准"。

009
原发纵隔大 B 细胞淋巴瘤 1 例

病历摘要

患者，女，23岁。主诉"咳嗽4月余，低热伴盗汗半月余"。

[现病史] 2016年6月初出现咳嗽，偶有咳痰，为少量白色黏痰，伴夜间低热（未测体温）、盗汗、食欲缺乏、乏力，精神较差，无寒战、咯血、胸痛等，未重视。此后症状持续存在，逐渐感胸憋、心悸、气短，以活动后为著。6月19日就诊于我院门诊，行胸部CT检查示左侧胸腔积液，左肺肺不张（图9-1），引流胸水后复查示左肺占位，纵隔多发淋巴结肿大（约10 cm×10 cm）。患者自发病以来精神、食欲、睡眠较差，

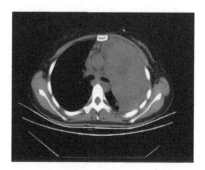

图 9-1 胸部 CT

大小便正常，体力下降，近1个月体重下降约4 kg。既往体健。

[入院查体]　胸廓不对称，双肺呼吸动度不一致，呼吸节律正常，左下肺肋间隙稍宽。左下肺语颤稍弱，未触及胸膜摩擦感。全身浅表淋巴结未触及肿大，肝脾不大。

[实验室检查]　白细胞 7.67×10^9/L，红细胞 4.28×10^{12}/L，血红蛋白浓度 120.0 g/L，血沉 60.00 mm/L，乳酸脱氢酶 305 U/L，C- 反应蛋白 42.6 mg/L。

病理资料

（1）肉眼观：左肺穿刺标本，灰白色条索样组织多条，长 0.6 ～ 0.7 cm。

（2）镜下：致密的胶原纤维增生背景，可见片状凝固性坏死，肿瘤细胞片灶状或散在增生浸润，部分区域细胞较丰富，细胞体积中等偏大，部分胞质透明，核不规则或类梭形，核仁不明显，其间可见散在体积大的细胞、单核，但并非典型的 R-S 细胞，少量散在嗜酸性粒细胞（图 9-2 ～图 9-6）。

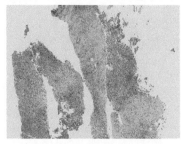

图 9-2　致密的胶原纤维背景
（HE，×40）

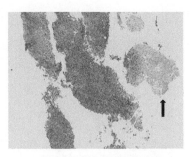

图 9-3　可见凝固性坏死
（HE，×40）（箭头示）

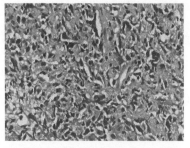

图 9-4　细胞体积中等偏大，部分胞质透明，核不规则或类梭形，核仁不明显（HE，×400）

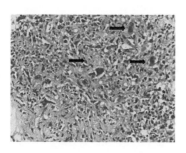
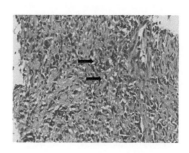

图 9-5　其间可见散在体积大的　　　图 9-6　少量散在嗜酸性粒
细胞、单核（HE，×200）（箭头示）　　细胞（HE，×200）（箭头示）

（3）免疫组化：①阳性指标有 CD20、PAX-5、CD19、CD30、CD23、Bcl-6、MUM-1、LCA、BOB.1、OCT-2、FOXP1、P53、Vimentin、Ki-67（70%+）、Bcl-2（70%+）、C-MYC（40%+）。②阴性指标有 CD3、CD5、CD10、CD15、GCET-1、EMA、ALK、CD34、Desmin、SMA、S-100、AE1/AE3（图 9-7 ～图 9-15）。

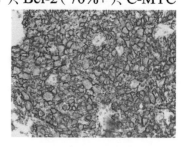

图 9-7　CD20 阳性（IHC，×400）

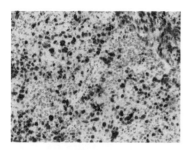
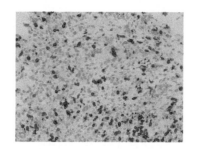

图 9-8　PAX-5 阳性（IHC，×200）　　图 9-9　CD3 阴性（IHC，×200）

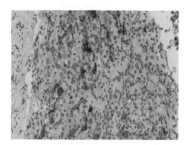
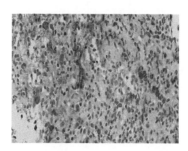

图 9-10　CD23 阳性（IHC，×200）　　图 9-11　CD30 阳性（IHC，×200）

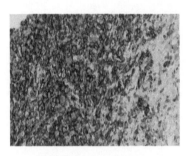

图 9-12 LCA 阳性
（IHC，×200）

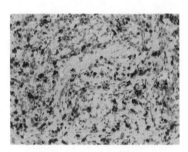

图 9-13 Ki-67 增生指数约
70%（IHC，×200）

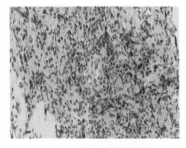

图 9-14 C-MYC 阳性约 40%
（IHC，×200）

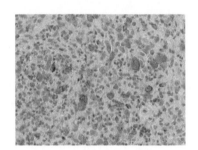

图 9-15 Bcl-2 阳性约 70%
（IHC，×200）

（4）原位杂交检测：EBV-EBER 阴性。

（5）*FISH* 基因检测：BCL2 基因位点（−），即染色体 BCL2 基因位点不存在断裂及易位；BCL6 基因位点（−），即染色体 BCL6 基因位点不存在断裂及易位；C-MYC 基因位点（−），即染色体 C-MYC 基因位点不存在断裂及易位。

病理诊断：原发纵隔大 B 细胞淋巴瘤（primary mediastinal large B-cell lymphoma，PMBL）。免疫组化 Bcl-2 及 C-myc 高表达，支持双重表达淋巴瘤；FISH-*BCL2/BLC6/C-MYC* 基因位点均不存在断裂及易位，不支持双重打击淋巴瘤。

📋 病例分析

（1）临床特征。PMBL 的概念是 20 世纪 80 年代提出的，属于弥漫大 B 细胞淋巴瘤（diffuse large B cell lymphoma，DLBCL）的一个特殊亚型。DLBCL 是非霍奇金淋巴瘤（non-Hodgkin-lymphoma，NHL）最常见的类型，占 NHL 患者的 30%，而 PMBL 少见，仅占 NHL 的 2% ～ 4%。现普遍认为该肿瘤起源于胸腺髓质 B 细胞，具有独特的临床病理学特征。

PMBL 好发于青年女性，年龄 30 ～ 40 岁，中位年龄 37 岁，男女发病比例约 1 ∶ 2。其临床特点突出，常表现为迅速增大的前纵隔肿块和对周围器官的压迫，也可转移到颈部淋巴结。典型的临床症状源于迅速增大的肿块对纵隔内结构的压迫，出现咳嗽、胸痛、呼吸困难，女性双侧乳腺水肿，声音嘶哑和膈神经麻痹等，约 30% 的患者伴有上腔静脉综合征。骨髓一般不累及，肿块较多侵犯至邻近组织，包括心包、胸壁和肺，引起胸膜腔及心包积液，胸腔外的侵犯较少见，进展时可播散至肾、肾上腺、卵巢、肝、肺、脑及皮肤等处。

（2）组织学改变。该病的形态学改变以弥漫增生的瘤细胞及细胞间不同程度的纤维化为特征。多数瘤细胞体积由中到大，胞质丰富透亮，呈空泡状，核圆形或卵圆形，似中心母细胞、免疫母细胞，有些病例细胞核为类梭形，也有些病例可见多形性或多叶核的大细胞，类似 R-S 细胞。瘤细胞间不同程度的纤维化可以表现为较粗的胶原纤维束将肿瘤分隔成较大的结节状，也可以表现为纤细的胶原纤维穿插在肿瘤细胞间，不同病例常有不同表现。其形态学表现多种多样，光镜下易误

笔记

诊，需结合免疫组织化学进行诊断及鉴别诊断。

（3）免疫表型及基因检测。瘤细胞表达B细胞抗原（CD20、CD19、CD22、CD79a）和B细胞转化因子（PAX-5），而不表达免疫球蛋白（Ig）。多数病例表达CD30（表达较弱且不均匀）、IRF4/MUM1、CD23，部分表达BCL6，少数表达CD10。PMBL同样存在特异的染色体异常，其中包括9p24染色体和2p15染色体的增多。9p24染色体涉及酪氨酸激酶JAK2基因的过表达，是编码JAK/转录因子（STAT）细胞因子依赖的信号通路中的一个蛋白，可调节细胞的生存；2p15染色体涉及原癌基因蛋白质（c-REL）基因的扩增，编码核转录因子NF-κB家族成员之一，可促进细胞生长并抑制凋亡及染色体1p、3p、13q、15q和17p的丢失。肿瘤细胞持续性激活NF-κB和JAK-STAT信号通路，导致细胞因子信号抑制物SOCS 1失活突变。这是PMBL的分子病理学特征。另外，在PMBL与纵隔结节硬化型霍奇金淋巴瘤（nodular sclerosis of classical Hodgkin lymphoma，NSCHL）之间，形态学和免疫表型存在一些交叉，基因表达谱也存在着交叉，PMBL的分子标记与霍奇金里斯细胞系的表达谱非常相似，但却不同于DLBCL。有文献报道分子学或者免疫组织化学可以证实70%的病例表达MAL基因（位于染色体2q上），而其他DLBCL中很少表达，也支持本型淋巴瘤具有不同本质。

本例患者为年轻女性，以纵隔巨大肿块压迫周围肺组织引起首发症状，咳嗽、胸憋、心悸、气短、胸腔积液及肺不张等。镜下HE切片为致密的胶原纤维增生背景，肿瘤细胞体积中等偏大，部分胞质透明，核不规则或类梭形，核仁不明显，其间可见散在体积大的细胞、单核，但并非典型的 R-S 细胞；免疫组化表达 B 细胞抗原（CD20、PAX-5、CD19），且表达 CD30、CD23、Bcl-6、MUM-1，不表达 CD10，其中的大细胞亦表达 B 细胞抗原及 LCA；综合分析，其临床特征及病理组织学形态、免疫组化表型均支持 PMBL 的诊断。

鉴别诊断

（1）NSCHL 好发于青年人，男女比例约 1∶1，镜下也有纤维增生并分割病变的淋巴组织，其特征性的陷窝细胞有时与 PMBL 的瘤细胞相似，且后者有时也有少数非肿瘤细胞和嗜酸性细胞浸润，形态上难以鉴别，但免疫组织化学有助于鉴别诊断，PMBL 表达 B 细胞标志物及 LCA，不表达 CD15，而 NSCHL 正好与之相反。本病例其间可见散在大细胞，很好地表达 B 细胞标志物及 LCA，不表达 CD15，支持 PMBL 的诊断。

（2）其他类型 DLBCL：均表达全 B 细胞抗原，且部分 DLBCL 也可表达 CD30，不同在于形态上，PMBL 的瘤细胞具有丰富淡染的胞质，且有纤维增生硬化的背景，免疫组织化学上，PMBL 不表达 Ig，而其他 DLBCL 多数表达 Ig。关于是否原发于纵隔的问题，Chadburn 和 Frizzera 将其诊断标准定为"肿瘤仅限于纵隔内或其大部分位于纵隔内，肿块直径 ≥ 5 cm，且纵隔外没有直径大于纵隔内的肿块"。本病例纵隔多发淋巴结肿大（约 10 cm×10 cm 大小），且直径超过 5 cm，并侵犯左肺，符合诊断标准。

（3）纵隔灰区淋巴瘤（mediastinal gray zone lymphoma，MGZL）：该肿瘤的诊断需要结合病理形态、免疫组化及分子

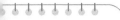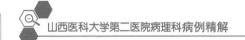
检测综合分析。瘤细胞形态更近似于 NSCHL 的陷窝细胞，大小和形态会有很大变化，背景常有混合性细胞增生，并可见嗜酸性粒细胞，坏死很常见，PMBL 形态会更单一。其免疫表型与 NSCHL 和 PMBL 都有重叠，基因检测与 PMBL 更相似，但不同于 NSCHL。

（4）胸腺瘤：尤其是淋巴细胞占优势型。多发生于前上纵隔，50～60 岁为好发年龄，部分患者可有重症肌无力症状。肿瘤呈分叶状，小叶间有纤维结缔组织分隔，其病变组织中多量淋巴细胞均为胸腺 T 淋巴细胞，无异型性，肿瘤性上皮细胞常成巢，细胞角蛋白免疫组化染色有助于证实诊断。本例患者无重症肌无力表现，不支持该疾病。

（5）纵隔生殖细胞瘤：肿瘤细胞体积大，胞质透明或颗粒状，核圆形，核仁清楚，间质淋巴细胞浸润，但肿瘤细胞成巢并非弥漫成片，该肿瘤发生于年轻男性，免疫组织化学表达 PLAP、CD117、CK 有助于鉴别。

（6）间变性大细胞淋巴瘤：该亚型淋巴瘤具有独特的奇异大细胞。瘤细胞成片弥漫浸润，间质缺乏硬化表现，免疫组化示 80% 以上的瘤细胞 CD30 呈强阳性，大多数病例 EMA（上皮膜抗原）阳性。在 PMBL 中肿瘤细胞可以表达 CD30，但是与间变大细胞淋巴瘤相比，前者反应弱且不均匀。

（7）淋巴母细胞性淋巴瘤：多发生于青少年男性，也常表现为纵隔肿块。但淋巴母细胞性淋巴瘤间质纤维化少见，且免疫组化染色 TDT（末端脱氧核苷酸转移酶）、CD99 阳性。

专家点评

  本病例以首发症状左肺占位、肺不张、胸腔积液就诊，穿刺肺组织镜下形态为类梭形细胞，容易误诊为肺原发肉瘤样癌及间叶来源等恶性肿瘤，需结合临床信息"纵隔有肿块且体积巨大"，考虑到原发纵隔肿块侵犯周围肺组织的可能性。纵隔肿块以胸腺瘤、淋巴瘤最多见，但患者无重症肌无力表现，不支持胸腺瘤，首先考虑淋巴瘤。该患者为年轻女性，结合临床表现及镜下特点考虑 PMBL 可能性大，进一步行相关免疫组化检测确诊。通过此病例可以使大家认识到，PMBL 有其独特的临床病理学特点，镜下形态学表现可以多种多样，极易误诊，需结合临床、组织形态学及免疫表型才能做出明确的病理诊断。

参考文献

1. LICHTENSTEIN A K，LEVINE A，TAYLOR C R，et al. Primary mediastinal lymphomain adults. Am J Med，1980，68（4）：509-514.

2. STEIDL C，GASCOYNE R D. The molecular pathogenesis of primary mediastinal large B-cell lymphoma. Blood，2011，118（10）：2659-2669.

3. HUTCHINSON C B，MEDIASTINAL W P. Large b-cell lymphoma：a short review with brief discussion of mediastinal gray zone lymphoma. Arch Pathol Lab Med，2011，135（3）：394-398.

4. PILERI S A，GAIDANO G，ZINZANI P L，et al. Primary mediastinal B-cell lymphoma：high frequency of BCL-6 mutations and consistent expression of the transcription factors OCT-2，BOB. 1，and PU. 1 in the absence of immunoglobulins. Am J Pathol，2003，162（1）：243-253.

5. PILERI S A，ZINZANI P L，GAIDANO G，et al. Pathobiology of primary mediastinal B-cell lymphoma. Leuk Lymphoma，2003，44（Suppl 3）：S21-S26.

6. DE LEVAL L，FERRY J A，FALINI B，et al. Expression of bcl-6 and CD10 inprimary mediastinal large B-cell lymphoma：evidence for derivation from germinal center B cells. Am J Surg Pathol，2001，25（10）：1277-1282.

7. MELZNER I，BUCUR A J，BRÜDERLEIN S，et al. Biallelic mutation of SOCS-1impairs JAK2 degradation and sustains phospho-JAK2 action in the MedB-1 mediastinal lymphoma line. Blood，2005，105（6）：2535-2542.

8. BHATT V R，MOURYAR，SHRESTHA R，et al. Primary mediastinal large B-cell lymphoma. Cancer Treat Rev，2015，41（6）：476-485.

9. COPIE-BERGMAN C，PLONQUET A，ALONSO M A，et al. MAL expression in lymphoid cells：further evidence for MAL as a distinct molecular marker of primary mediastinal large B-cell lymphomas . Mod Pathol，2002，15（11）：1172-1180.

10. CHADBURN A，FRIZZERAG. Mediastinal large B-cell lymphoma vs classic Hodgkin lymphoma. Am J Clin Pathol，1999，112（2）：155-158.

010
非典型性高分化脂肪肉瘤 1 例

病历摘要

患者，男，56 岁。主诉"发现右大腿肿块半个月"。

[现病史] 半个月前发现右大腿增粗、后侧有肿块，不伴疼痛及右下肢放射痛，局部皮肤无发红，未见静脉怒张，皮温正常，不伴有发热、乏力、盗汗，未予重视；后肿块逐渐增大，出现右大腿憋胀伴间断右足麻木，就诊于外院，行 MRI 检查提示右大腿软组织肿块、神经鞘瘤（图 10-1）。

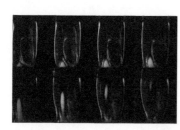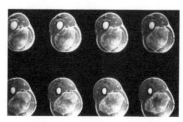

图 10-1 MRI 示右大腿软组织高密度影，与周围界限较清楚

[入院查体] 右股后侧可触及约 25 cm×15 cm 大小肿块，质韧，无压痛，无红肿，触之皮温不高，双侧足背动脉搏动良好，双下肢无水肿，生理反射存在，无病理反射。

[实验室检查] 未见异常。

[影像学检查] 彩超示右侧大腿后部肌层实性肿块，右侧坐骨神经走行于实质肿块前方。骨扫描示右大腿中下段软组织放射性增高影；双侧骶髂关节及四肢各关节骨代谢异常，第 4 胸椎及骶骨局灶性骨代谢异常活跃，考虑良性病变可能；其余正常。

病理资料

1. 第 1 次超声引导下肿块穿刺（图 10-2）：黏液样背景中可见分枝状血管，大小不等的脂肪样细胞，偶见脂肪母细胞。免疫表型：肿瘤细胞 S-100、CDK4 阳性表达（图 10-3），CD34（−），Ki-67 增殖指数热点区约 10%；CK、CD34、SMA、Desmin、SOX10、STAT6 均阴性表达。

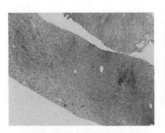
A：黏液样背景（HE，×40）

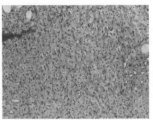
B：分枝状血管（HE，×100）

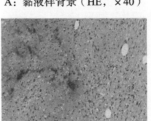
C：大小不等脂肪样细胞（HE，×200）

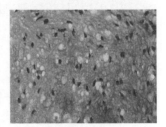
D：脂肪母细胞（HE，×400）

图 10-2 第 1 次超声引导下肿块穿刺，镜下所见

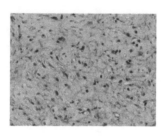 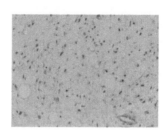

A: S-100   B: CDK4

图 10-3　免疫组化，S-100、CDK4 均显示肿瘤细胞细胞核及细胞质阳性表达

2. 第 2 次肿块切除：手术见肿块有完整包膜，界限清楚，与周围组织无粘连，蒂位于远端，从近端掀起肿块，探查股血管位于瘤体深面软组织内，逐步由近及远分离肿块，结扎供应血管，切断蒂，完整切除肿块，常规送病检。

（1）肉眼观：灰白灰褐肿块，20 cm×15 cm×5 cm 大小，包膜较完整，切面灰白灰黄实性质中，部分区域偏软。

（2）镜下：肿瘤可见几个不同形态区域，部分为分化较成熟脂肪组织区域，脂肪细胞大小不等，局部差异显著，可见核深染伴散在的单泡或多泡脂肪母细胞（存在单个或多个界限清楚的胞质内空泡，扇贝形分布在压迹样核周围）；部分为富于梭形细胞的纤维化、胶原变区域，其内可见散在核大浓染细胞异型细胞，偶见核分裂象（＜ 5/50HPF）；部分黏液样背景区域，伴分枝状血管（图 10-4）。

（3）FISH 检测：*MDM2* 基因扩增呈簇状（图 10-5）。

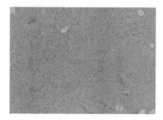 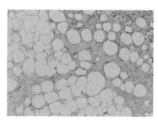

A: 纤维化胶原变区域　　　B: 分化较成熟脂肪组
（HE，×4）　　　　　　织区域（HE，×10）

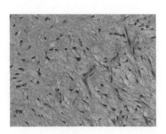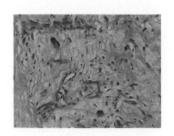

C：黏液样背景区域，伴分枝状血管
（HE，×20）

D：核大浓染细胞及脂肪母细胞
（HE，×40）

图 10-4　第 2 次肿块切除镜下所见

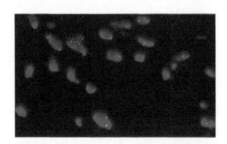

图 10-5　FISH：*MDM2* 基因扩增呈簇状

综合病理诊断：脂肪来源肿瘤，结合形态及分子检测结果，符合非典型性 / 高分化脂肪肉瘤。

📋 病例分析

本例患者中老年男性，无意间发现右大腿增粗、右大腿后侧肌间软组织肿块，肿块达 20 cm，不伴有疼痛及右下肢放射痛，患者不曾察觉，临床上符合脂肪肉瘤的高发年龄、高发部位及缓慢生长过程，但从影像学上，肌间界限清楚的软组织肿块也需要除外其他类型，如神经鞘瘤等。所以临床建议患者首先做了诊断学穿刺，可以看到，穿刺组织基本上呈现的是在黏液样背景的分枝状血管、大小不等的脂肪样细胞及偶见的脂肪母细胞形态，是相对典型的黏液脂肪肉瘤的形态，同时免疫组化 S-100、CDK4 阳性表达也支持脂肪肉瘤的诊断。

　　之后的大体标本可见，穿刺中的形态只是肿瘤中的局部区域，还有分化较成熟的脂肪组织区域、纤维化区域，仍然是脂肪肉瘤，但是分型上更支持非典型性脂肪瘤性肿瘤／高分化脂肪肉瘤，最终分子检测也证实这一诊断。

　　脂肪肉瘤是较为常见的软组织肉瘤，老年人多发，儿童罕见，常发生于腹膜后和四肢，少见发生于头颈部、胃肠道。影像学检查有助于脂肪肉瘤的诊断，但缺乏特异性，确诊仍需通过病理学检查。形态上是一种由分化程度及异型程度差异较大的脂肪细胞组成，脂肪母细胞尤其是多泡状脂肪母细胞为脂肪肉瘤的形态学特征，2013 年世界卫生组织将脂肪肉瘤分为非典型性脂肪瘤性肿瘤／高分化脂肪肉瘤（atypical lipomatous tumor/well differentiated liposarcoma，ALT/WDL）、黏液性／圆形细胞性脂肪肉瘤、多形性脂肪肉瘤和去分化性脂肪肉瘤，其中 ALT/WDL 又分为脂肪瘤样型、硬化型和炎症型。将发生于肢体及躯干浅表，易手术完整切除的称为 ALT，将发生于腹膜后、纵隔等深部软组织，难以手术广泛切除的称为 WDL。

　　由于高分化脂肪肉瘤常呈无痛性缓慢生长，易被误诊为脂肪瘤，一般来说高分化脂肪肉瘤比脂肪瘤体积更大、位置更深，界限相对不清。病理诊断过程需要和下列肿瘤鉴别。

　　梭形细胞脂肪瘤／多形性脂肪瘤，两者均有梭形细胞，但无脂肪母细胞，CD34 阳性，S-100 往往阴性，本例这两项标记正好与之相反。脂肪母细胞瘤是良性肿瘤，好发于儿童。黏液样脂肪肉瘤，具有黏液样背景、毛细血管网及印戒样脂肪母细胞，本例在穿刺中曾误诊为该类型，是由穿刺的局限性所致，由于肿瘤的异质性，在高分化脂肪肉瘤中可见部分区域表现为黏液样脂肪肉瘤，我们需要重点与黏液性脂肪肉瘤鉴别（表 10-1）。

表 10-1　黏液样脂肪肉瘤与高分化脂肪肉瘤的鉴别诊断

	黏液样脂肪肉瘤	高分化脂肪肉瘤
流行病学	＜20 岁年轻人脂肪肉瘤最常见的类型 高峰：30 ～ 50 岁	通常发生于中年 高峰：60 岁
大体	胶冻状、多结节状	界限清楚，部分无包膜，比普通脂肪瘤质地稍实
组织学	细胞稀疏，一致性圆 / 椭圆形原始的非脂肪性间叶细胞、印戒样脂母细胞，周边部细胞较丰富，脂肪分化更明显，即脂母细胞在结节周边部易见，多形性及分裂象不明显 背景：黏液样间质，含大量透明质酸，alcian blue 阳性。遍布分支状毛细血管网，"鸡爪样"。局部呈肺水肿样	类似良性脂肪瘤，但有异型性表现：脂肪细胞大小不一，脂肪细胞核异型性（核大、深染），有 / 无单空泡或多空泡脂母细胞，可见散在多核的间质细胞。 四种组织学亚型：脂肪瘤样；硬化性；梭形细胞型；炎症性（腹膜后，大量淋巴细胞、浆细胞浸润）
分子遗传学	＞90% 病例：$t(12;16)(q13;p11)$ 基因融合形成 FUS/DDIT3 融合蛋白	12q14-15 上 *MDM2* 基因扩增：环状或巨大杆状

高分化脂肪肉瘤是脂肪肉瘤中最常见的类型且预后较好，大约 10% 的 ALT/WDL 会局部复发或转变 DDL。肿瘤的组织学类型与患者预后息息相关，除此之外，手术切缘状态、肿瘤大小也是决定患者预后的关键因素，若切缘阳性则预示肿瘤残余，这就成为局部复发和远端转移的危险因素。

专家点评

在软组织肿瘤中诊断临床病理联系很重要，尤其穿刺诊断中，由于肿瘤存在异质性，不同部位形态可能存在差异，穿刺有其局限性不能反映肿瘤全貌，穿刺诊断和大体诊断可能会有偏差，甚至不能诊断；免疫组织化学、细胞遗传学检查及分子生物学可作为 ALT/WDL 的辅助检查，MDM2、CDK4 和抑癌因子 P16 通常是诊断 ALT/WDL 的免疫组织化学标志物。环状（巨大）的标记染色体出现是 ALT/WDL 的细胞遗传学特点。近年来，随着分子诊断的进展，肿瘤的诊断更加依赖分子检测。

参考文献

1. FLETCHERC D M, BRIDGE J A, HOGENDOOM P C W, et al. WHO classification of tumours of soft tissue and bone. Lyon：IARC Press，2013：33-36.

2. BRISKI L M ，JORNS J M . Primary breast atypical lipomatous tumor/ well-differentiated liposarcoma and dedifferentiated liposarcoma. Arch Pathol Lab Med，2018，142（2）：268-274.

3. HE J G, JIANG H, YANG B B, et al. Liposarcoma of the retropharyngeal space with rapidly worsening dyspnea：a case report and review of the literature. Oncol Lett，2013，5（6）：1939-1942.

4. 卢竞，宋英儒 . 螺旋 CT 动态增强扫描对脂肪肉瘤诊断价值分析 . 中华肿瘤防治杂志，2015，22（11）：185-186.

5. 张珈瑜，王鸿雁，李晓峰，等 . 胃原发高分化脂肪肉瘤 1 例 . 临床与实验病理杂志，2019，35（3）：374-375.

6. 王坚，朱雄增 . 软组织肿瘤病理学 . 北京：人民卫生出版社，2017：500-533.

011
组织细胞肉瘤 1 例

病历摘要

患儿，男，6 岁。无意中发现右大腿软组织肿块，无疼痛、活动受限，于当地医院行单纯肿块切除术；术后 4 个月肿瘤复发并持续增大，为求进一步诊治入住我院。既往无特殊病史及外伤史。

[入院查体] 右膝部前方可见一长约 15 cm 的手术瘢痕，瘢痕上方可见一约 10 cm×10 cm 大小肿块，质软，活动度差，表面皮肤完整，局部皮温高，右膝关节屈曲受限（0°～100°）。

[实验室检查] 血常规及肝肾功能未见异常。

[影像学检查] 行 X 线及 MRI 检查（图 11-1，图 11-2）。MRI 示右大腿中下段股骨周围软组织内可见异常信号肿块

影，T_1WI、T_2WI均以等高信号为主，其内可见团块状混杂T_1短T_2异常信号影，病灶约11.93 cm×13.65 cm×8.27 cm大小，边界较清，邻近肌组织受压移位，右侧股骨形态、信号未见明显异常。

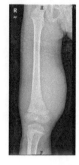

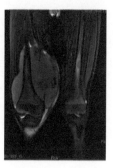

图 11-1　X 线　　　图 11-2　MRI

病理资料

完善术前检查后行肿块切开活检术，术中见肿块质软，色棕黄，与周围界限欠清，分别取皮下浅层和深层病变组织送病理检查。

（1）肉眼观（图 11-3）：（皮下浅层）送检灰白灰黄不整形组织三块，体积 4.0 cm×3.0 cm×1.5 cm，切面灰白灰褐色，质脆。（病检深层）送检灰白灰黄不整形组织两块，体积 2.0 cm×1.5 cm×0.8 cm，切面灰黄色，质软偏脆。

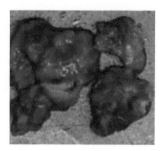

图 11-3　活检组织肉眼观

（2）镜下 HE 染色：肿瘤细胞弥漫分布，细胞间黏附性差，瘤体积较大，圆形或椭圆形，胞质丰富、嗜酸，核大、圆形或不规则，可见小核仁、病理核分裂及多核瘤巨细胞，部分区域瘤细胞呈梭形，可见嗜酸性粒细胞、中性粒细胞、淋巴细胞、浆细胞浸润，伴组织细胞反应。肿瘤侵及周围纤维脂肪组织及横纹肌组织，灶状坏死，可见含铁血黄素沉积（图 11-4 ～图 11-9）。

笔记

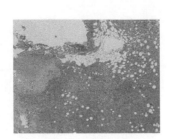

图 11-4　侵及脂肪
（HE，×100）

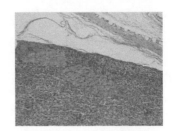

图 11-5　侵及横纹肌
（HE，×100）

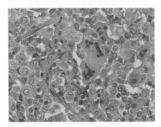

图 11-6　胞质丰富、嗜酸
（HE，×400）

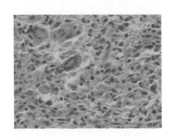

图 11-7　可见多核瘤巨
细胞（HE，×400）

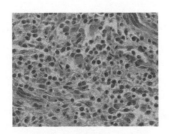

图 11-8　嗜酸性粒细胞
浸润（HE，×400）

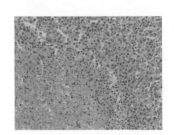

图 11-9　灶状坏死
（HE，×200）

（3）免疫组化：①阳性标志物有 Vimentin、CD68、CD163、lysozyme、S100、Ki-67（＋约30%）；②阴性标志物有 AE1/AE3、EMA、CD1a、Langerin、SMA、Desmin、Myogenin、CD3、CD20、CD21、CD30、ALK、MPO、CD34、HMB45（图 11-10 ～图 11-14）。

（4）电镜：瘤细胞胞质内含有大量溶酶体，无 Birbeck 颗粒（图 11-15）。

病理诊断：组织细胞肉瘤。

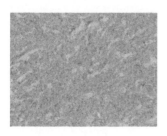

图 11-10　CD163，×100

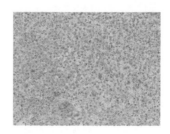

图 11-11　CD68，×100

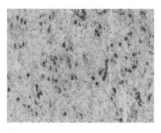

图 11-12　Lysozyme，×100

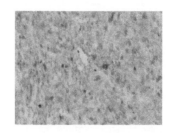

图 11-13　S100，×100

图 11-14　Ki-67，×100

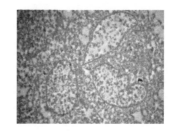

图 11-15　电镜，×8000

病例分析

儿童大腿软组织孤立性肿块，细胞体积较大，黏附性差，异型性明显，侵袭性生长，首先考虑恶性肿瘤。

鉴别诊断

（1）造血淋巴组织肿瘤。包括弥漫大 B 细胞性淋巴瘤、间变性大细胞性淋巴瘤、髓细胞肉瘤、组织细胞肉瘤、

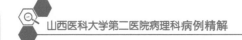

Langerhans 细胞来源的肿瘤和树突细胞肿瘤。免疫组化染色：CD3、CD20、CD21、CD30、ALK、MPO、CD68、CD163、lysozyme、S100、CD1a、Langerin 不同组合阳性表达。此例肿瘤组织内嗜酸性粒细胞较多，重点鉴别 Langerhans 细胞来源的肿瘤。

（2）上皮来源肿瘤。需除外大细胞性未分化癌，免疫组化染色：AE1/AE3、EMA 阳性表达。

（3）其他肿瘤。如恶性黑色素瘤，免疫组化染色 HMB45、S100、Melan-A 阳性表达；横纹肌肉瘤，免疫组化染色 SMA、Desmin、Myogenin 阳性表达。

本例免疫组化染色结果为 Vimentin、CD68、CD163、lysozyme、S100 阳性表达，Ki-67 约 30%，其余指标阴性，考虑组织细胞来源肿瘤。取石蜡组织做电镜，显示胞质内含大量溶酶体。最后综合诊断为组织细胞肉瘤。

组织细胞肉瘤是单核巨噬细胞系统的组织细胞恶性增殖性疾病，比较罕见，从婴儿到老人均可发生，多见于成年人，中位年龄 46 岁；男性略多；以结肠、皮肤及软组织多见，1/3 病例发生于淋巴结内。

患者多表现为孤立性肿块，常伴发热、体重减轻等全身性症状；部分病例表现为系统性或全身性，称为"恶性组织细胞增生症"；累及骨时可呈溶骨性改变，骨髓象常显示各型血细胞减少；部分患者可同时伴有前纵隔的生殖细胞肿瘤，特别是未成熟畸胎瘤，可含有内胚窦成分。免疫组化表达 lysozyme、CD68、CD163、CD11c、CD14；部分病例（33%）可表达 S-100、CD45，多为弱阳或仅限于少数肿瘤细胞。超微结构：瘤细胞胞质内含有大量溶酶体，无 Birbeck 颗粒（鉴别 Langerhans 细胞）。

临床治疗一般行手术完整切除，辅以化疗。预后：总体上是一种侵袭性肿瘤，化疗反应差，70% 的患者就诊时已处于晚期，60% ～ 80% 的患者死于疾病的进展。而病灶局限、原发肿瘤小的患者，长期预后相对较好。

本例患儿年龄小，病灶相对局限，骨及血常规未见异常，病理确诊后，临床行右髋关节离断术，术后 2 年随访良好。

专家点评

根据细胞形态、超微结构和细胞的功能，单核细胞及其相关的细胞可分为巨噬细胞和树突细胞两大类。组织细胞指固定于结缔组织或淋巴组织内的巨噬细胞，是抗原处理细胞，起源于骨髓，分布广泛。树突细胞，也称抗原提呈细胞，包括：滤泡树突细胞、朗格汉斯细胞、间质性树突细胞、面纱细胞、交指树突细胞、成纤维细胞性网状细胞。这些细胞形态学上有相似的地方，免疫组化染色和电镜可辅助鉴别诊断。

参考文献

1. 王坚，朱雄增 . 软组织肿瘤病理学 . 2 版 . 北京：人民卫生出版社，2017：1405-1422.

2. 潘国政，徐教邦 . 组织细胞肉瘤诊治的研究进展 . 中国肿瘤临床杂志，2016，43（5）：220-222.

012
上皮样滋养细胞肿瘤 1 例

病历摘要

患者，中年女性。主因"经量增多，经期延长3月余"，于2013年3月常诊入院。平素月经规律（4天/30天），量中等，痛经（+），末次月经2015年2月27日，经量明显增多，为既往月经量2倍，伴血块，经期延长20天，伴痛经加重，可忍受。

病理资料

（1）HE染色：送检宫腔镜切除标本，低倍镜下可见平滑肌壁间，呈巢状及条索状排列的异型短梭形、圆形肿瘤细胞围绕血管周围，呈推挤式浸润肌壁。大片的肿瘤细胞巢索并伴有嗜酸性玻璃样物质及坏死，在肿瘤边缘区可见淋巴细胞浸润（图12-1），并可见大片"地图样"的坏死。肿瘤内可见嗜酸性的物质和坏色碎片，貌似角化物，并且肿瘤周围常有大量淋巴细胞浸润，肿瘤细胞未浸润血管（图12-2）。高倍镜下可见肿瘤细胞由相对一致的短梭形、圆形肿瘤细胞组成，细胞圆形、单核，具有嗜伊红色或透明的胞质，有明显异型性，但核分裂象罕见（图12-3）。

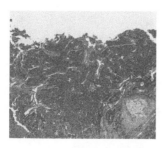
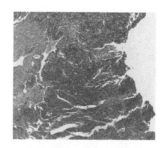

图12-1　肿瘤分布（HE，×40）

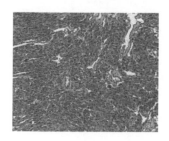
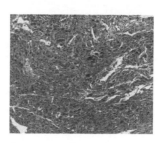

图12-2　组织结构（HE，×100）

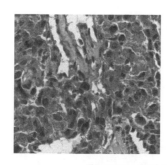
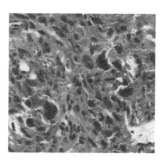

图12-3　细胞形态（HE，×400）

（2）免疫组化：阳性标志物有 AE1/AE3、HCG、PLAP、CD10、EMA（弱＋）、Inhibin-α、P63（弱＋/−）；阴性标志

物有 VIMENTIN、SMA、DESMIN、HPL。

病理诊断：上皮样滋养细胞肿瘤（epithelial trophoblastic tumor，ETT）。

病例分析

本例病理组织学特点总结如下：①肿瘤由一致的短梭形、卵圆形、圆形细胞构成，围绕血管，呈推挤性浸润肌层；②大片的肿瘤细胞巢索并伴有嗜酸性玻璃样物质及坏死，在肿瘤边缘区可见淋巴细胞浸润；③细胞圆形、单核，具有异型性，核分裂象罕见。

需要进行鉴别的疾病有：①中间滋养细胞肿瘤——胎盘部位滋养细胞肿瘤（placental site trophoblastic tumor，PSTT）；②胎盘部位结节（placental site nodule，PSN）；③绒毛膜癌；④上皮样平滑肌肿瘤；⑤角化型鳞状细胞癌（图 12-4，表 12-1）。

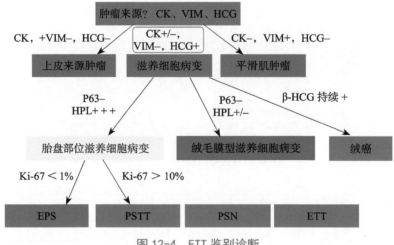

图 12-4　ETT 鉴别诊断

表 12-1　妊娠滋养细胞肿瘤的形态学特征

特征	绒毛膜癌	PSTT	ETT
细胞群	二态；合体滋养层细胞与单核滋养层细胞相交替	单一；种植部位中间滋养细胞	绒毛膜型中间滋养细胞
细胞大小和形状	不规则，变化大	大而多形	较小，圆，一致
细胞质	不定，淡染或嗜中性	丰富，嗜酸性	嗜酸性或透明
生长方式	边界清楚的肿块，中央坏死/出血	融合成片或成团，或单个细胞浸润	上皮样巢或条索或实性肿块
肿瘤边界	局限，推挤性	浸润性	局限，膨胀性
细胞坏死	广泛	通常没有	广泛
钙化	无	无	常有
血管浸润	瘤栓	从周围到血管腔	无
纤维素样改变	无	有	有
活性	高；2～22个/10HPF	不定；0～6个/10HPF	不定；1～10个/10HPF
伴有绒毛	无	无	无

预后：由于目前仅有的病例报道，对本病的认识不足，一般而言 ETT 行为类似于 PSTT。多数 ETT 生物学行为为良性，转移率约 25%，死亡率约 13%。

随访：本病例 2015 年 3 月在我院诊断为 ETT，于 2015 年 5 月在北京某医院行子宫加双附件切除术，术后给予化疗及相关治疗，现患者身体状况良好。

专家点评

ETT 是一种罕见且独特的滋养细胞疾病，组织学上兼有滋养细胞肿瘤和癌的特征，在绝经后女性中十分罕见。WHO

女性生殖系统肿瘤分类将其作为妊娠滋养细胞疾病的单独类型列出。ETT 由中间滋养细胞组成，中间滋养细胞介于原始滋养细胞和终末分化的合体滋养细胞，区别于 PSTT 和绒毛膜癌。ETT 的发生通常和早期妊娠事件相关，包括足月分娩、自发性流产、葡萄胎和绒毛膜癌。ETT 因其结构类似鳞状细胞癌，所以，一旦发现绝经后出现阴道出血，除常见疾病外，在鉴别诊断中还应考虑 ETT。

参考文献

1. 毛雪梅，陈晓方，金卓杏 . 子宫上皮样滋养细胞肿瘤 1 例 . 肿瘤学杂志，2011，17（11）：879-880.

2. 王武亮，黄宜志 . 进一步认识上皮样滋养细胞肿瘤 . 妇产与遗传（电子版），2012，2（3）：46-49.

3. 石一复 . 上皮样滋养细胞肿瘤 . 中华肿瘤防治杂志，2006，13（15）：359-361.

4. SHIH I M, KURMAN I U. Epithelioid trophoblastic tumor-A neoplasm distinct from choriocarcinoma and placental site trophoblastic tumor simulating carcinoma. Am J Surg Pathol, 1998, 22（11）：1393-1403.

5. OLUWOLE FADARE, VINITA PARKASH, MARIA-LUISA, et al. Epithelioid trophoblastic tumor：clinicopathological features with an emphasis on uterine cervical involvement. Modern Pathology, 2006（19）：75-82.

013
宫颈透明细胞癌 1 例

病历摘要

患者，女，23 岁，未婚，主诉"性生活阴道流血半年"，于 2017 年 1 月 16 日常诊入院。平素月经规律，5 ~ 6 天 /30 天，量中等，痛经（ - ），末次月经 2017 年 1 月 12 日。

[现病史]　2016 年 7 月开始出现性生活后阴道流血，量少，无发热 / 腹痛，无尿血，无尿频、尿急等其他不适症状。2016 年 11 月 23 日就诊于我院，行妇科检查示宫颈柱状上皮外移，TCT 提示非典型鳞状细胞，HPX 检查阴性。妇科彩超：①宫腔积液；②宫腔内高回声区（凝血块）；③右卵巢内侧囊性回声区（右卵巢冠囊肿可疑）；④盆腔积液。

病理资料

2016 年于我院行阴道镜多点活检。

（1）镜下：低倍镜下平滑肌壁间可见中到重度核异质细胞呈条索状、小巢状、管状及囊状浸润（图 13-1），中倍镜可见间质内多量淋巴细胞为主的炎细胞浸润，局灶出血明显，异型细胞呈条索状、小巢状、管状及囊状浸润（图 13-2），高倍镜下可见细胞胞质丰富、嗜酸性，个别细胞胞质透亮，细胞核圆形 / 椭圆形或不规则形，部分细胞见多形性、多核，可见核仁，病理性核分裂象易见（图 13-3）。

（2）免疫组化：①阳性标志物有 AE1/AE3、P16、P53、Ki-67（10% ～ 20%）、PAX-8、HNF-1β（图 13-4）、Napsin-A（图 13-5）。②阴性标志物有 Vimentin、CEA、P63、P40、CD10、CD56、Syn、Calretinin、ER、PR。

最终诊断：结合免疫组化结果，病变符合透明细胞癌。

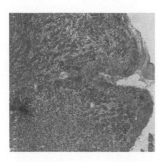
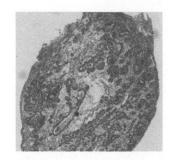

图 13-1　HE，×40

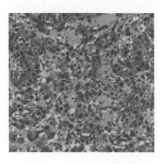
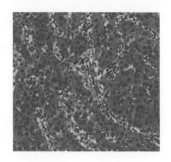

图 13-2　HE，×200

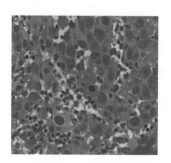
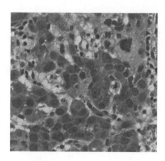

图 13-3　HE，×400

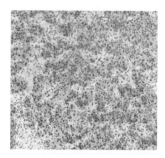
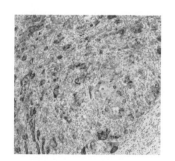

图 13-4　HNF-1β，免疫组化，　　图 13-5　Napsin-A，免疫组化，
　　　　　×100　　　　　　　　　　　　×100

病例分析

　　本例患者病理组织学特点总结如下：①核异质细胞呈条索状、小巢状、管状及囊状浸润；②细胞胞质嗜酸性，少部分细胞胞质透明；③细胞核可见核仁，病理性核分裂象易见，细胞核大，可见核多形性。

　　需要进行鉴别的疾病：①宫颈浸润性腺癌（普通型宫颈腺癌、黏液腺癌、透明细胞癌、中肾管癌），除外鳞癌；②神经内分泌癌；③转移性腺癌。

　　该患者治疗措施：患者于 2017 年 1 月 16 日再次住院治疗，腹腔镜下行广泛性全子宫切除术＋双侧输卵管切除术＋盆腔淋巴结清扫术＋腹主动脉旁淋巴结切除术。

专家点评

　　透明细胞癌约占宫颈腺癌 4%，大部分诊断透明细胞腺癌病例与出生前乙蔗酚（diethylstilbestrol，DES）宫内接触有关，没有接触 DES 的病例主要发生于绝经后女性，而有 DES 接触史的患者通常为年轻女性，宫内接触 DES 患者的肿瘤主要位于宫颈。镜下有 3 种基本类型：实性形、管囊型、乳头状。由于糖原聚集，肿瘤细胞胞质丰富透明或呈颗粒状嗜酸性，细胞核明显，突向囊腔或管腔内形成"鞋钉样细胞"，乳头轴心通常有透明变性。

参考文献

1. CHOI S J，KIM J E，KIM H S，et al. Clear cell adenocarcinoma of the uterine cervix in a 15-year-old girl：a case report . J Korean Soc Radiol，2013，69：321-325.

2. PECORELLI S，ZIGLIANI L，ODICINO F. R evised FIGO staging for carcinoma of the cervix. Int J Gynaecol Obstet，2009，105（2）：107-108.

3. NIKAM D S，KATKE R D. Clear cell carcinoma of the uterine cervix：a case series of five patients. J Case Rep，2013，3：455-459.

4. 科尔曼，爱伦森，罗奈特 . Blaustein 女性生殖道病理学 . 6 版 . 薛德彬，译 . 北京：北京科学技术出版社，2014.

014

器官相关性血管肉瘤 1 例

📋 病历摘要

患者，女，54 岁。2016 年 1 月 26 日晚饭后出现头晕，伴全身乏力、恶心、纳差，次日出现咳嗽、无痰，自觉发热，未测体温，自行口服感康 10 天后上述症状明显缓解。其后间断咳嗽、偶有头晕、乏力、恶心、食欲缺乏。2 月 19 日受凉后感觉全身发冷、寒战，后发热，体温未测，咳嗽加重、无痰，大便 1 次，呈黄色稀水样便，量多，有黏液，无脓血，次日大便恢复正常，仍间断咳嗽，多为干咳。3 月中旬咳嗽加重，伴有腹泻，为果酱样便，当地医院消炎、退热等治疗效果欠佳。4 月 14 日来我院寻求进一步治疗。患者起病以来精神、睡眠、食欲差，小便正常，体重未见明显异常。

[既往史] 高血压 10 余年，1993 年患"急性阑尾炎"，

81

口服草药后治愈。否认手术、外伤史，否认传染病接触史。个人史、家族史无特殊。

[入院查体] 一般情况好，心肺等系统检查未见异常，腹部专科检查腹肌稍韧，右下腹部可触及一约 6 cm×8 cm 大小肿块，质韧，活动度好，无触痛，余腹部无压痛、反跳痛，肝脾肋下未触及，肠鸣音正常。全身浅表淋巴结未触及肿大。

[实验室检查] 白细胞 $9.87×10^9$/L，红细胞 $4.22×10^{12}$/L，血红蛋白浓度 103.0 g/L，血小板 $567.00×10^9$/L，中性粒细胞百分比 72.94%，C- 反应蛋白 176.00 mg/L，多肿瘤标志物均为阴性。

[影像学检查] B 超示右腹部平脐处实性低回声区（图 14-1）。腹部 CT 示腹腔右侧升结肠区占位，考虑血管畸形，形成动静脉瘘或动脉瘤（图 14-2）。

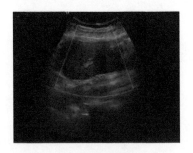

图 14-1 B 超示右腹部平腹处实性低回声区

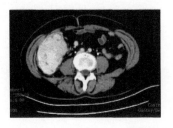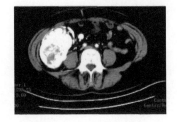

图 14-2 腹部 CT

病理资料

（1）肉眼观：灰白灰褐肠管一段，结肠长 9.5 cm，回肠长 3 cm，距结肠断端 2.5 cm，回肠断端 3.5 cm，紧邻回盲瓣可见一隆起型肿块，6.0 cm×6.0 cm×3.5 cm 大小，切面灰白灰红质软较细腻，阑尾长 4.2 cm，管径 0.3～0.5 cm，阑尾管腔闭锁，与周围组织粘连（图 14-3）。

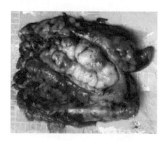
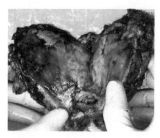

图 14-3　病理取样

（2）光镜：镜下由梭形肿瘤细胞及肿瘤性血管构成伴出血坏死。梭形细胞异型性明显，核不规则，可见瘤巨细胞及病理性核分裂象，核分裂象约 5 个 /10HPF；肿瘤性血管形态不规则，可见原始血管管腔及部分海绵状血管瘤样结构；浸透肌壁全层至浆膜脂肪组织，局部紧邻环周切缘，并侵及破坏肠黏膜伴糜烂坏死，累及阑尾至黏膜下层。回肠及结肠切缘均未见肿瘤细胞；肠周脂肪组织未触及肿大淋巴结（图 14-4～图 14-7）。

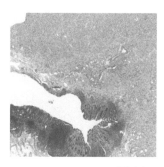
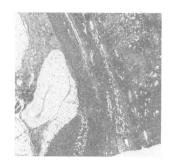

图 14-4　HE，×10

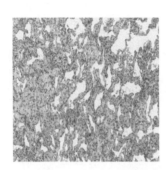

图 14-5　HE，×40

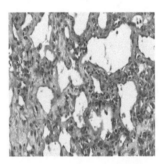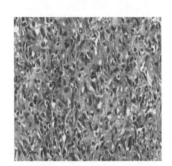

图 14-6　HE，×200

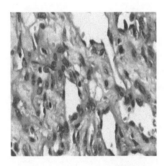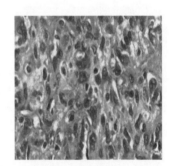

图 14-7　HE，×400

初步诊断：光镜结合免疫组化结果考虑恶性血管来源肿瘤，倾向实质脏器血管肉瘤。

（3）免疫组化：Vimentin（＋），CD31（＋），CD34（＋），Fli-1（＋），FⅧ（＋），CD117（个别＋），AE1/AE3（个别＋），SMA（－），Desmin（－），S-100（个别＋），Ki-67（20%＋），EMA（－），D2-40（－），DOG-1（－）（图 14-8～图 14-11）。

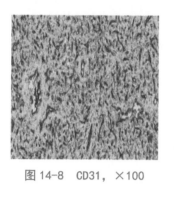

图 14-8　CD31，×100　　　　图 14-9　CD34，×100

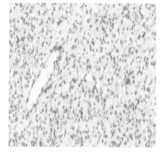

图 14-10　Ki-67，×100　　　　图 14-11　Fli-1，×100

病例分析

　　血管肉瘤（angiosarcoma）是一种瘤细胞在不同程度上重演正常内皮细胞形态、免疫表型和功能特点（血管形成）的恶性肿瘤，发病原因尚不明确，目前普遍认为以下几种因素与血管肉瘤有关：长期的慢性淋巴水肿、电离辐射史、化学接触史、外伤史及慢性感染等。本病例均无以上及相关病史。

　　血管肉瘤可以发生在任何部位：骨血管肉瘤以局部疼痛、肿块或病理性骨折为主要表现；软组织血管肉瘤则根据其发生部位不同表现亦不相同。发生在皮肤的血管肉瘤最为常见，好发于头颈部，尤其是头皮，临床多呈淤斑或血肿，可伴有出血。发生在乳房的血管肉瘤，多表现为乳房深部生长迅速的无痛性肿块，发生在深部软组织的血管肉瘤比较罕见，多表现为增大的肿块。伴有疼痛。本病例发生在回盲部，表现为腹部肿块，伴腹泻，为果酱样便。

在组织形态上分化较好的血管肉瘤在形态上可以与良性的血管瘤类似；而分化较差的血管肉瘤在形态上则常难以与其他类型的梭形细胞肉瘤、肉瘤样癌或恶性黑素瘤等区分。因此，血管肉瘤的组织形态在不同病例或同一肿瘤的不同区域可以有很大的差异。本病例镜下形态既有梭形细胞密集的区域，亦可见疏松区呈大小不等管腔样结构。软组织血管肉瘤的病理学特点，依据肿瘤发生部位的不同分为以下 7 种类型：①皮肤血管肉瘤不伴有肢体淋巴水肿；②皮肤血管肉瘤伴长期肢体淋巴水肿；③深部软组织血管肉瘤；④乳房原发性血管肉瘤；⑤放疗相关性血管肉瘤；⑥实质脏器血管肉瘤；⑦儿童和青少年血管肉瘤。由于血管肉瘤分化程度不同，镜下形态表现亦有不同，且同一病例的不同区域或者不同病例的形态也不相同，因此，免疫组化对于诊断血管肉瘤有很大的帮助。内皮细胞标志物有助于血管肉瘤的诊断，如 F- Ⅷ、CD31、CD34、Fli-1、D2-40 等。

本病例发生部位是回盲部，免疫组化结果示 Vimentin 阳性，CK 和 EMA 阴性，说明肿瘤细胞来源于间叶组织；Ki-67 达 20% 说明肿瘤细胞增生活跃；其他阳性指标说明肿瘤细胞来源于血管内皮。因此，结合光镜下肿瘤细胞的形态及免疫组化结果，我们可以诊断本病例为血管肉瘤，发生部位在回盲部，属于实质脏器血管肉瘤这一分类。

专家点评

血管肉瘤可以发生在身体的任何部分，不论是骨组织，还是软组织，都比较少见，仅占恶性肿瘤的 1% ～ 2%，最常发生在皮下组织。发生在胃肠道的血管肉瘤是罕见的，其实际发生率是未知的。1925—1944 年在 Mayo 诊所诊治的 106 例胃肠道血管瘤中，只有 14 例是血管肉瘤。

尽管血管肉瘤的病因目前尚不十分清楚，但聚氯乙烯、砷和二氧化钍等已经显示出与肝原发性血管肉瘤具有相关性，大多数报道发生血管肉瘤者先前接受过放射疗法，这些被视为血管肉瘤的可能发病因素。原发性血管肉瘤可以呈现出各种各样的临床症状，如头皮的血肿、乳腺的红肿、腹部的肿块，消化道出血等。其临床病理形态也是多种多样，因此免疫组化对诊断血管肉瘤具有一定帮助，CD31 是内皮细胞分化的更灵敏和更具体的抗原，阳性结果证实其是恶性肿瘤的内皮细胞。肿瘤的发生部位、分化程度、大小以及年龄可能对预后有影响。尽可能施行肿瘤局部广泛切除是血管肉瘤的首选治疗方法，辅助化疗和放疗的作用尚不清楚。

参考文献

1. 王坚，朱雄增 . 软组织肿瘤病理学 . 2 版 . 北京：人民卫生出版社，2017.

2. FEDOK F G, LEVIN R J, MALONEY M E, et al. Agiosarcoma;current review. Am J Otolaryngol, 1999, 20（4）：223-231.

3. 李澍，钱永章，张仁元 . 软组织肿瘤 // 汤钊猷 . 现代肿瘤学 . 上海：上海医科大学出版社，1993：1028-1047.

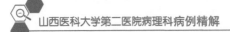

4. NANA N, OHSAWA M, TOMITA Y, et al. Agiosarcoma in Japan. A review of 99 cases. Cancer, 1995, 75（4）: 989-996.

5. GENTRY R W, DOCKERTY M B, CLAGETT O T. Vascular malformations and vascular tumors of the gastrointestinal tract. Int Abst Surg, 1949, 88（4）: 281-320.

6. ORCHARD G E, ZELGER B, JONES E W, et al. An immunocytochemical assessment of 19 cases of cutaneous angiosarcoma. Histopathology, 1996, 28（3）: 235-240.

7. TSE-HUA LO1, MU-SHIUN TSAI1, TZU-AN CHEN. Angiosarcoma of sigmoid colon with intraperitoneal bleeding: case report and literature review. Ann R Coll Surg Engl, 2011, 93（6）: e91-e93.

015

肉芽肿性血管炎 1 例

📋 病历摘要

患者，男，63 岁。主诉"间断咳嗽、咳痰伴发热 1 月余"。受凉后出现咳嗽、咳白色黏痰、发热，伴全身乏力，夜间盗汗。

[入院查体] 双肺呼吸动度一致，呼吸节律正常，未见肋间隙增宽、变窄，双肺呼吸音粗，双肺底闻及少量湿性啰音。

[影像学检查] 胸部 CT（外院）：双肺多发结节。

[实验室检查] ①血管炎抗体筛查：α-PR3（强＋）；α-MPO（－）；C-ANCA（胞质型 1∶80）；P-ANCA（核周型－）。②结核：结核菌素实验（－），T-spot（－）。

病理资料

（1）肉眼观：送检条状穿刺组织多块，长 0.3～0.6 cm，直径均 0.2 cm。

（2）镜下：送检肺穿刺组织，可见少许肺泡组织，以血管为中心的肉芽肿结构伴朗汉斯巨细胞形成（图 15-1）。

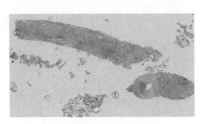

A：送检肺穿刺组织镜下全貌

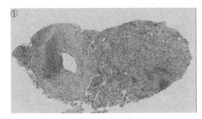

B：肺穿刺组织①，可见 a 处血管
壁肉芽肿结构伴脓肿形成，b 处坏
死性肉芽肿结构

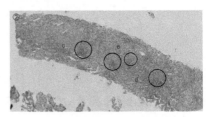

C：肺穿刺组织②，可见 c、d、
e 三处病变，均显示小血管壁纤维
素性坏死及炎细胞浸润

图 15-1　镜下所见

PASM 染色、MASSON 染色显示血管结构，管壁可见纤维素样坏死，中心可见中性粒细胞浸润及核碎形成，伴周围纤维组织增生（图 15-2）。结合临床 C-ANCA（＋）、PR3（＋），符合肉芽肿性血管炎。

（3）特殊染色结果：抗酸（＋），建议临床进一步检查除外合并结核可能（图 15-3）。

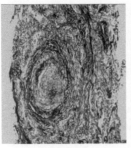

A：PASM

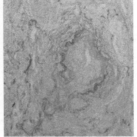

B：弹力纤维

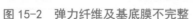

图 15-2　弹力纤维及基底膜不完整

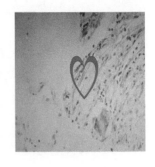

图 15-3　抗酸杆菌（＋）

病例分析

肉芽肿性血管炎可在任何年龄发病，20 ～ 50 岁多见，男性多于女性。患者全身脏器均可受累，以上呼吸道（鼻腔），肺脏和肾脏最常见。全身型表现有上呼吸道病变、肺脏病变及肾炎（经典三联征）。局限型仅有呼吸道病变，无肾损害。文献报道在肉芽肿性血管炎确诊的患者中，其他部位病变也不少见，包括耳部、眼部、口腔黏膜、皮肤黏膜、关节肌肉、神经系统及腮腺等腺体炎症。

本病临床表现有发热、身体不适、体重减轻、咳嗽、胸痛和咯血等，肺外受累也可出现鼻溢液、鼻溃疡、鼻窦痛、听力下降、声音改变、蛋白尿、血尿或肌酐升高。

影像学表现有肺内多发结节和肿块是其最常见的影像，常伴有空洞；此外，肺也可发生局限性实变区甚至呈孤立结节。

实验室检查：多数肉芽肿性血管炎患者血清胞质型抗中性粒细胞胞质抗体（c-ANCA）呈阳性反应。文献显示 c-ANCA 阳性对肉芽肿性血管炎诊断特异性达 95% ～ 98%，这对观察肉芽肿性血管炎是否活动很有意义；而核周型抗中性粒细胞胞质抗体（p-ANCA）呈阳性反应者较少。

病理特征：①镜下特征可见坏死性肉芽肿性炎伴坏死性血管炎。血管炎小动脉、小静脉和毛细血管，管壁全层出现炎细胞浸润及纤维素样坏死，弹力纤维破坏（可以是整个管壁中小灶性的弹力纤维破坏）。②特殊染色可见 PASM 及弹力纤维染色。

诊断标准：1990 年美国风湿病学会制定了肉芽肿性血管

炎的诊断标准。①口腔、鼻的炎症包括脓性、血性分泌物及溃疡；②肾损害——尿沉渣异常，镜下血尿（＞5/HP）或红细胞管型； ③胸部 X 线显示结节、固定性肺浸润或肺空洞；④组织活检示动脉壁或动脉及小动脉周围有组织肉芽肿炎症改变。符合 2 项或 2 项以上者即可诊断。

治疗及预后：肉芽肿性血管炎治疗分为 3 期（表 15-1），即诱导缓解期、维持缓解期及控制复发期。

表 15-1　肉芽肿性血管炎分期治疗方案

ANCA 相关性血管炎		常规方案	难治性方案
肉芽肿性血管炎	诱导缓解	甲氨蝶呤＋激素(局部) 环磷酰胺＋激素	血浆置换，复方磺胺甲恶唑，硫唑嘌呤，霉酚酸酯，免疫球蛋白
	维持缓解	甲氨蝶呤＋激素 硫唑嘌呤＋激素	环磷酰胺＋激素，复方磺胺甲恶唑，霉酚酸酯，环孢素，来氟米特
	控制复发	环磷酰胺＋激素	免疫球蛋白，CD4/CD52单抗，TNF-a 拮抗剂

肉芽肿性血管炎的中位生存期仅有 5 个月左右（不治疗），主要死于肾衰竭，因此确诊后需要积极治疗。

专家点评

肉芽肿性血管炎在临床上属于少见病，能否早期确诊与患者首诊医师、首诊科室及医院医疗水平密切相关，对于有耳鼻咽喉、呼吸系统、眼部、皮肤，甚至泌尿系统症状的患者，经专科常规治疗无缓解时，应高度警惕肉芽肿性血管炎。应尽快活检，并行 ANCA 检查以明确诊断。

016
二尖瓣乳头状弹力纤维瘤 1 例

病历摘要

患者，女，58岁。主因"左侧偏头痛伴发心悸气短 2 月余，心脏超声示左心室内占位，心脏黏液瘤?"，于 2018 年 3 月入院。

[既往史]　脑梗死病史 18 年；高血压病史 8 年，现血压控制良好；糖尿病病史 5 年；干眼症病史 5 年。

[入院查体]　心前区无隆起，未触及震颤，心率 80 次/分，律齐，各瓣膜区听诊未闻及杂音，余未见异常。

[影像学检查]　①头颅 CT 示双侧基底节区腔隙性脑梗死，轻度脑萎缩，右侧大脑中动脉走行区类圆形密度灶影。②头颅 MRI 示脑多发缺血变性灶、软化灶，脑内多发含铁血黄素沉积，空蝶鞍。③胸部 X 线检查示左心房增大，升主动

脉稍宽。④心电图检查示窦性心律，T 波异常，Q-T 间期延长。⑤心脏彩超示（图 16-1）二尖瓣前叶腱索实性肿块，黏液瘤可能，左心房增大，升主动脉稍宽，左心室松弛性减低、收缩功能正常。

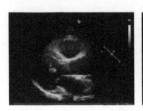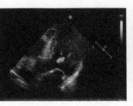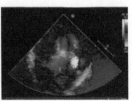

图 16-1　心脏彩超

[实验室检查]　肿瘤标志物检查无异常。

[治疗经过]　全麻 CPB 下行左心室肿块切除术，纵行切开心包，悬吊；心外探查，左心房稍扩大，主动脉与肺动脉比 1：1.5，肺动脉压力轻度增高，心尖部未闻及舒张期震颤。主动脉根部未闻及震颤。常规建立体外循环后，右心房可见房间隔卵圆孔未闭，直径约 1 cm，二尖瓣前叶下方乳头肌与腱索交界处可见一 1.2 cm×0.9 cm×1.8 cm 大小、类圆形、紫红色、质软带蒂肿块（图 16-2）。剪短蒂根部，完整摘除肿块。将肿块置于生理盐水中呈多管高射炮样（图 16-3）。间断缝合置入 28 号爱德华，二尖瓣成环形，注水，无反流。缝合及关闭房间隔，探查三尖瓣瓣叶稍增厚，头低位，排气，开放升主动脉，心脏自动复跳，检查三尖瓣关闭好。缝合右心房切口。并行复温，停机。术后 7 天复

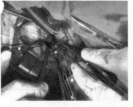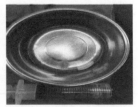

图 16-2　术中可见肿块　　图 16-3　肿块在生理盐水中呈多管高射炮样

查心脏彩超示二尖瓣后叶根部可见强回声反射，考虑术中二尖瓣成形用28号爱德华二尖瓣成形环。

病理资料

（1）肉眼观：送检灰白多乳头絮状物一个，1.5 cm×0.9 cm×1.8 cm 大小（图 16-4）。

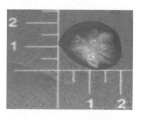

图 16-4　送检组织，呈多乳头絮状（"海葵"）

（2）镜下：送检粗乳头状肿瘤组织，表面被覆单层扁平或立方上皮，乳头轴心均质、粉染，局部黏液变，肿瘤组织基底局部纤维化，结合免疫组化及特殊染色结果，考虑乳头状弹力纤维瘤（图 16-5）。

（3）免疫组化结果：CK（L）（－），CK（H）（－），CD34（＋），MC（部分＋），Calretinin（－），Ki-67（＋1%）。

（4）特殊染色结果：PAS（＋），ABPAS（＋），MASSON（＋），弹力纤维（＋）。

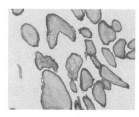
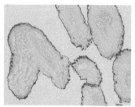
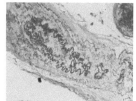

A：显示表面内皮细胞层、富含多糖的中间层及中心无血管的核心区 3 层结构（HE，×100）

B：免疫组化，表面内皮细胞层 CD34（＋）

C：核心区弹力纤维（＋）

图 16-5　镜下所见

病例分析

心脏乳头状弹力纤维瘤（cardiac papillary fibroelastoma,

CPFE）又称巨大 Lambl 赘生物、弹力纤维乳头状瘤，是 1975 年由 Cheitlin 首次命名报道的一种良性原发性心脏肿瘤，占心脏原发性肿瘤的 5% 以下，文献报道该病极其罕见，目前国内报道过 1 例尸检报告及 8 例活体报告。

CPFE 可发生在心脏的任何位置，以瓣膜多见（73% ～ 89%），尤以左侧瓣膜常见，包括主动脉瓣、二尖瓣的后叶与前叶，二尖瓣索和乳头肌。尸检系列报告显示左心和右心分布相同。然而，手术统计左心乳头状弹力纤维瘤所占比例高（81%），因为左侧病变更容易出现临床症状。该肿瘤可发生于自新生儿至老年人的任何年龄，平均年龄 60 岁，男女比例相当。

CPFE 的临床表现形式多样，无特异性症状，部分患者仅有胸闷、气急等非特异性表现，少数患者因体检发现心脏杂音而就诊。但该疾病往往会引起栓塞并发症，如脑栓塞、心绞痛、充血性心力衰竭、肠系膜缺血坏死，肾梗死、失明、晕厥或突然死亡，因其在短时间内即可引起大量的血栓聚集，可能与分叶状肿瘤表层内皮细胞的完整性、血小板和纤维蛋白的聚集有关。因此，早期的临床诊断对于降低死亡率和栓塞导致的伤残率，减轻患者的经济负担具有重要的意义。此病例的临床表现无明显特征，对临床的诊断无特殊提示意义，还需要心脏超声检查提供影像学证据，确诊还需病理检查。

近些年随着影像学技术的发展，尤其是经胸和经食道超声心动图问世以来，CPFE 的检出率有所上升。但由于该疾病罕见，多数超声医师对其超声表现不够熟悉，易导致漏诊或误诊。CPFE 在经胸心脏超声下的典型表现为心内偏强高回声实质团块，通常位于瓣膜相关结构上，大小不等，外形乳头状，圆形或卵圆形均匀密度，带蒂，类似海葵样波浪状运动。心脏黏液瘤表现为活动的占位性病变，有蒂与心内膜表面连接，通常从卵圆窝长出。本病例心脏彩超提示二尖瓣前叶腱索实性肿块，黏液瘤考虑，此即缺乏对 CPFE 典型超声表现认识引起的误诊。

病理学检查是确诊 CPFE 的"金标准"。乳头状弹力纤维瘤大小一般为 2～50 mm，而大多数肿瘤＜10 mm；乳头状弹力纤维瘤为多乳头状分叶结构，特别当浸入水中时肿瘤像多管高射机关炮或海葵。镜下可见乳头状弹力纤维瘤具有一层表面内皮细胞层、一层富含多糖的中间层及中心无血管的核心区。弹力纤维是核心区的最主要成分，但在乳头的末梢部位，弹力纤维稀少或缺乏（表 16-1）。

表 16-1　免疫组化

标志物	中央纷纷核心区	中间层	内皮边缘
Vimentin	+	+	+
S100	−	+	−
CD31	−	−	+
CD34	−	−	+
FVIII			+*
CMV-LMP-1		+	
EBV-LMP-1		−	

* 与邻近正常心内膜内皮细胞比较染色强度降低，免疫反应率为 0.4。

鉴别诊断

CPFE 通常需要与心房黏液瘤和 Lambl 赘生物等相鉴别。

续表

黏液瘤乳头内见多形性黏液细胞及血管；CPFE 乳头内缺乏血管，calretinin 标记可予鉴别。对于 Lambl 赘生物，CPFE 可以通过其组成、大小和位置来与其相区别。Lambl 赘生物是发生在瓣膜关闭线上的细小纤维性丝带，而 CPFE 可发生在瓣膜表面的任何部位；Lambl 赘生物大部分是多发性的，而 CPFE 很少是多发性的。

外科手术切除是目前首先推荐的治疗方法，手术适应证及禁忌证目前仍无统一标准。外科切除需考虑肿瘤的大小、位置、运动性及肿瘤引发相关症状的潜在可能性。肿瘤的切除方式包括保留瓣膜的单纯肿瘤切割术，肿瘤切除＋瓣膜成形术及肿瘤切除＋瓣膜置换术。预后良好，尚未见复发病例报道。特别是在腔镜及机器人的帮助下实行的肿瘤切除术，其术后感染、住院时间还有生活质量都有明显改善。

专家点评

乳头状弹力纤维瘤是一种生长在心内膜上的乳头状瘤，一种罕见的原发性心脏良性肿瘤。乳头状弹力纤维瘤的临床诊断很难，因其存在潜在的致栓塞风险，需积极外科处理。

参考文献

1. CHEITLIN M D, MCALLISTER H A, DE CASTRO C M. Myocardial infarction without atherosclerosis. JAMA, 1975, 231（9）：951-959.

2. SHI J, BAI Z X, ZHANG B G, et al. Papillary fibroelastoma of the aortic valve in association with rheumatic heart disease：a case report. J Cardiothorac Surg, 2016, 11（1）：6.

3. 周继壅,谢贤镛,朱治健.心脏乳头状瘤(附1例法医尸检报告).川北医学院学报,1997,12(4):50-51.

4. 王伟,邓仲端.心脏乳头状纤维弹性瘤二例.中华医学杂志,2001,81(24):1503.

5. 卢洪胜,甘梅富,韩文胜,等.心脏乳头状纤维弹力瘤一例.中华病理学杂志,2008,5(37):358-360.

6. 王小燕,李泓.心脏乳头状纤维弹力瘤超声表现一例.中华医学超声杂志(电子版),2007,4(4):251.

7. 方徽,张慧信,武迎.二尖瓣乳头状弹力纤维瘤二例.中华病理学杂志,2000,29(6):496.

8. 于小华,吴波,石群立,等.主动脉瓣乳头状弹力纤维瘤例报道并文献复习.诊断病理学杂志,2004,12(6):395-398.

9. 李文靖.主动脉瓣乳头状弹力纤维瘤1例.第六届北京五洲心血管病研讨会论文集,2011:299-300.

10. GOWDA R M, KHAN I A, NAIR C K, et al. Cardiac papillary fibroelastoma: a comprehensive analysis of 725 cases. Am Heart J, 2003, 146(3): 404-410.

11. SATO Y, YOKOYAMA H, SATOKAWA H, et al. A report of a surgical case of papillary fibroelastoma in the left ventricular outflow tract. Ann thorac Cardiovasc Surg, 2003, 9(4): 270-273.

12. COATS C J, REID J, WRIGHT S, et al. Papillary fibroelastoma arising from left ventricular outflow tract. Eur Heart J Cardiovasc Imaging, 2018, 19(8): 826.

13. ERDOGAN M, GUNEY M C, AYHAN H, et al. An unusual presentation of papillary fibroelastoma originating from right ventricular outflow tract. Echocardiography, 2017, 34(3): 476-477.

14. KURIAN K C, EDWARDS F H, JACOB B, et al. Papillary fibroelastoma presenting as left ventricular mass. Tex Heart Inst J, 2006, 33(1): 63-65.

15. SHIMODE N，YADA S，OKANO Y，et al. Papillary fibroelastoma of the root of the left atrial appendage found incidentally by transesophageal echocardiography during cardiac surgery. Anesth Analg，2007，104（3）：504-505.

16. STONE J，BALKHY H，OZCAN C. Unique case of papillary fibroelastoma originating from the right interatrial septum. Int J Cardiol，2016，223：251-253.

17. TAHA A，CARR S，BECKWITH L G，et al. Papillary fibroelastoma involving chordae of the mitral value with two aortic valve Excrescences. J Heart Valve Dis，2015，24（2）：270-271.

18. ANAND S，SYDOW N，JANARDHANAN R. Papillary fibroelastoma diagnosed through multimodality cardiac imaging：a rare tumour in an uncommon location with review of literature. BMJ Case Rep，2017，2017（suppl B）：2017219327.

19. SUN J P，ASHER C R，YANG X S，et al. Clinical and echocardiographic characteristics of papillary fibroelastomas：a retrospective and prospective study in 162 patients. Circulation，2001，103（22）：2687-2693.

20. HICKS K A，KOVACH J A，FRISHBERG D P，et al，Echocardiographic evaluation ofpapillary fibroelastoma：A case report and review of the literature. J Am Soc Echocardiography，1996，9（3）：353-360.

21. TRAVIS W D，BRAMBILLA E，BURKE A P，et al. Introduction to the 2015 World Health Organization Classification of Tumors of the Lung，Pleura，Thymus，and Heart. J Thorac Oncol，2015，10（9）：1240-1242.

22. BRAILE D M，ROSSI M A，JACOB J L，et al. Cystic fibroelastoma of the mitral valve：report of a case. J Thorac Cardiovasc Surg，1993，106（6）：1228-1230.

017
海蓝组织细胞综合征 1 例

病历摘要

患者，女，56 岁。主诉"发现全血细胞减少、脾大 6 年，加重 4 天"。

[入院查体] 脾肋下约 7 cm，质中等，表面光滑，无触痛。

[实验室检查] 血常规示白细胞 $3.28 \times 10^9/L$，中性粒细胞 $1.71 \times 10^9/L$，血红蛋白 72 g/L，血小板 $31 \times 10^9/L$。

病理资料

（1）肉眼观：送检灰白灰褐色脾脏 1 个，18 cm × 14 cm × 7 cm 大小，切面灰红灰褐呈海绵状，可见多处灰白疑似小结节，直径 0.4 ～ 0.6 cm，皮髓交界尚清（图 17-1）。

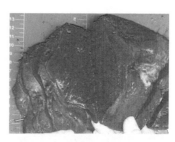

图 17-1 切面可见多处灰白疑似小结节

（2）镜下：脾脏结构破坏，白髓减少，红髓增生，其间可见较多量胞质内含蜡质样色素颗粒的组织细胞聚集（图17-2），局灶小血管增生，部分血管扩张淤血、出血，血栓形成。

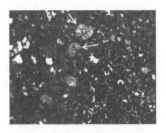

图17-2　海蓝组织细胞
（HE染色）

（3）免疫组化：CD68（+），Lysozyme（+）。

（4）特殊染色：ABPAS（红色），DPAS（-）。

（5）骨髓涂片：增生明显活跃，G/E=0.33∶1；粒系占23.0%，比例偏低，偶见双核、巨杆，可见P-H细胞；红系增生占69.0%，以中晚红细胞为主，部分巨变及类巨变，可见母子核、分裂象，不规则核，成熟红细胞大小不等，易见嗜多染及大红、大椭圆；2.0 cm×2.0 cm髓膜上共计数巨核316个。分类25个，其中颗粒型巨核细胞14个、产板型巨核细胞11个、血小板散在。易见海蓝组织细胞（图17-3）。

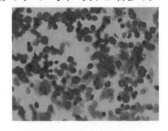

图17-3　海蓝组织细胞
（骨髓涂片瑞氏染色）

病理诊断：脂质蓄积病，倾向海蓝组织细胞综合征（sea blue histiocyte syndrome，SBH）。

病例分析

SBH是一种罕见的脂质代谢异常疾病。其形态特征是胞质中含有大量海蓝色颗粒，属于泡沫细胞，实质是正常酶系统的过度负荷或酶缺陷而使细胞内蜡样物质或神经鞘糖磷脂的过度贮积所形成，出现吞噬这类脂质物质的组织细胞增生，并浸润各脏器引起相应临床症状和体征的一类疾病。

SBH 分为原发性和继发性。原发性十分罕见，可能为先天性缺乏鞘磷脂酶所致，也可能与 *APO* 基因突变相关；继发性目前报道较多，常见于慢性粒细胞白血病、骨髓增生异常综合征、淋巴瘤等淋巴造血系统疾病，Turner 综合征、肝硬化、甲亢、脾亢，以及接受镇静剂、抗风湿、抗白血病等药物治疗及全肠外营养后。临床表现以肝脾大、血小板减少、贫血最常见。

本例患者临床特点：中老年女性，慢性病程，有关节痛家族史，因全血细胞减少及脾大入院，骨髓涂片及大体活检发现海蓝组织细胞，故考虑继发性 SBH 诊断。

本例行骨髓涂片标本瑞氏染色显示镜下海蓝组织细胞胞体较大，外形不规则，胞质较丰富，含大量深蓝色或蓝绿色的颗粒，空泡网状，核染紫色，大小不一，呈不规则圆形，多偏位。

鉴别诊断

（1）尼曼皮克：是由于缺乏神经鞘磷脂酶，引起神经鞘磷脂不能被水解而大量沉积于单核—巨噬细胞内，形成特殊的尼曼—匹克细胞。临床主要表现为肝脾大，出现神经系统症状。活检见尼曼—匹克细胞，胞质浅染，泡沫状，有大核仁，含神经鞘磷脂。

（2）戈谢病：是由于葡萄糖脑苷脂酶缺乏或减少，在单核–巨噬细胞系统的细胞内积聚着大量葡萄糖脑苷脂，形成特殊的戈谢细胞。临床主要有肝脾大，可见皮肤色素沉着及骨病变，血清酸性磷酸酶升高，活检标本中细胞胞体大，胞质丰富，淡染，油镜下可见胞质充满皱纹纸样 "丝状物质"。

（3）原发性 SBH：有原发病的相关临床特征，易于鉴别。

专家点评

本病尚无特殊治疗方法，有脾大或脾亢者可行脾切除术，但仅能缓解症状，不能解除病因，且手术治疗还有可能加速高脂血症和肝脏脂质沉积。需严格掌握手术指征。目前主要予对症治疗，如低脂饮食、护肝、营养神经等。

参考文献

1. NAGHASHPOUR M，CUALING H. Splenomegaly with sea-blue histiocytosis，dyslipidemia，and nephropathy in a patient with lecithin-cholesterol acyltransferase deficiency：a clinicopathologic correlation. Metabolism，2009，58（10）：1459-1464.

2. CANDONI A，GRIMAZ S，DORETTO P，et al. Sea-blue histiocytosis secondary to Niemann-Pick disease type B：a case report. Ann Hematol，2001，80（10）：620-622.

3. SUZUKI O，ABE M. Secondary sea-blue histiocytosis derived from Niemann-Pick disease. J Clin Exp Hematop，2007，47（1）：19-21.

4. GUNAY E，FIRAT GUYEN S，AKTAS Z，et al. Pulmonary involvement in sea-blue histiocytosis. Tuberk Toraks，2012，60（2）：176-179.

5. 陈萼珊，刘伟. 海蓝组织细胞增生症 1 例. 临床与实验病理学杂志，2017，33（2）：230-231.

6. MARSCHALL H U. "Sea blue histiocyte" syndrome. Dtsch Med Wochenschr，2000，125（39）：1178.